U0189704

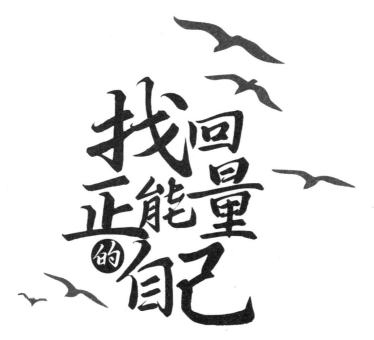

找回正能量的自己

治愈系心理学

[美] 约瑟夫·查斯特罗 著

林语堂 译

北京联合出版公司
Beijing United Publishing Co.,Ltd.

图书在版编目（ＣＩＰ）数据

找回正能量的自己：治愈系心理学／（美）查斯特罗著；林语堂译．—北京北京联合出版公司，2012.9（2023.1 重印）

ISBN 978-7-5502-1004-2

Ⅰ．①找… Ⅱ．①查… ②林… Ⅲ．①心理健康－研究 Ⅳ．① R395.6

中国版本图书馆 CIP 数据核字（2012）第 224882 号

找回正能量的自己：治愈系心理学

作　　者：〔美〕查斯特罗
译　　者：林语堂
出 品 人：赵红仕
责任编辑：崔保华
封面设计：王　鑫

北京联合出版公司出版
（北京市西城区德外大街83号楼9层 100088）
北京新华先锋出版科技有限公司发行
三河市宏达印刷有限公司印刷　新华书店经销
字数186千字　620毫米×889毫米　1/16　15印张
2012年11月第1版　2023年1月第2次印刷
ISBN 978-7-5502-1004-2

定价：49.00元

目 录
Contents

第一辑
起跑，奔向快乐

01 快乐是一种艺术·2

02 原来精神也有健康之分·5

03 保持身心的常态·7

04 扫清心灵的阴霾·9

05 负能量的干扰·11

06 含苞待放，或是开到荼蘼·13

07 点燃正能量·16

08 让情绪收放自如·19

09 准备为未来"买单"·22

10 淡定的人生不平凡·25

11 意结造成的悲剧·28

I

12 铸造坚强的"神经线"·30

13 睡觉的艺术·33

14 "盛在瓶里的光辉"·36

15 挣脱抑郁的魔咒·38

16 何以解忧·40

17 强硬的外貌不坚强·43

18 不要太神经过敏·45

第二辑

遇见正能量的自己

01 排出成见的流毒·50

02 做作,略显浮夸·53

03 比出色更出色·56

04 你讨人厌吗·59

05 别对自己小气·62

06 有一种瘾叫作咖啡·64

07 你是上进的吗·67

08 记忆也需要修炼·69

09 你容易受欺骗吗 · 72

10 聚光灯的满足 · 75

11 告别曾经的自卑 · 77

12 神奇的内分泌 · 80

13 为梦所扰 · 83

14 依赖性能治愈吗 · 86

15 "差不多"先生 · 90

16 做自己的主人 · 92

第三辑

心智的妙用

01 好奇害死猫? · 96

02 行为论 · 99

03 看魔术的快乐 · 101

04 你能感受到他人的注视吗 · 104

05 心境与工作 · 107

06 最佳状态 · 109

第四辑

"怪异"也是福气

01 被饥饿掌控·114

02 被疲倦侵袭·117

03 失眠时的心理·120

04 性格气候说·122

05 笨蛋是培养出来的·124

06 搜集的怪癖·127

07 治愈系心理学·129

08 星期五和十三号·131

09 何以向右转·134

10 为什么迷路时你总是打转·137

第五辑

美的神秘

01 美和行为智慧·142

02 美的代价·144

03 穿出来的个性·148

04 红唇心理学·151

05 巧妙的颜装·154

第六辑

游戏的心理

01 游戏冒险 · 158

02 独行侠与好群帮 · 161

03 网球与个性 · 163

04 给心灵放个假 · 165

第七辑

察人观己的智慧

01 慧眼识人 · 172

02 读懂你自己 · 175

03 别人眼中的自己 · 177

04 字如其人？· 180

05 照片也是有假象的 · 183

第八辑

这样才能玩转职场

01 交际达人与机械工作 · 188

02 脑力劳动与体力劳动 · 189

03 能够实现的理想才最美丽 · 192

04 生命中的不完美·194

05 起伏皆常态·197

06 享受高效的珍贵·200

第九辑

心灵处方

01 别对失败太过严苛·204

02 性别过敏·207

03 强化你的神经·210

04 我就是我·214

05 家庭心理学·217

06 下意识与习惯·220

07 社交中的胆怯·223

08 心理健康·227

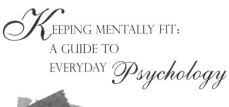

KEEPING MENTALLY FIT:
A GUIDE TO
EVERYDAY *Psychology*

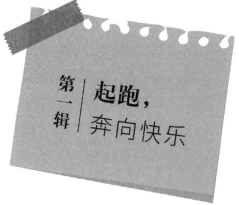

第一辑 | 起跑，奔向快乐

01 / 快乐是一种艺术

也许你会问："这世界上真的有所谓快乐的艺术吗？"如果你指的是一种具象的艺术，如画两张画或制造一辆汽车，甚至是一种最普通的技术，像写字或制广告一样，那么，便没有。如果你的意思是一种很普通的艺术，如赚钱的技术、组织的技术，或教训人的技能，那么，答案就比较近乎正面了。再如果你的意思是一种广义的艺术，如与人交往的技巧或思考真理的技术，或高尚生活的技能，那么，答案则完全是肯定的了。

我们平常所谓的艺术家，乃是能够借着一种艺术而生活；其实一个真正的艺术家，是要能够以他的生活为艺术而生活的良好模范，这种艺术是任何人都可实现的。而保持快乐的艺术，便是此种艺术的中心。

未来人类的先师，便是要以最有价值的方针，引导一般人达到快乐美满的境界。现在这还是一个很大而未曾完善的问题。

当你的心智或情感作用于你全身且各部分得到调和时，或你心中感觉到十分自由而无牵挂时，你便会觉得快乐。平常每每有些事是与全身进行冲突的，那么，便会扰乱日常的快乐。如疲倦能使你好像机器失了油，很慢而颠簸地走到第二个有油的站上去。譬如发生阻碍，也是能妨碍你的快乐的。此外还有烦闷，更是种种不快之中的一种。

小的烦恼，便是大的烦恼的导线。当大家疲倦的时候，小约翰和大贞安便无谓地喧闹暴躁，母亲也变为苛刻，专门寻人的错处，父亲口出怨言，叽里咕噜……全家好像经过一场暴风雨的冲击。晚餐之后，大家的身心都恢复清爽，小约翰便紧伏在母亲膝上，听他最喜欢的故事，母子两人都感觉快乐；贞安看见父亲口里正含着一支烟管，便也可以同他谈论关于夏季出外游玩的事情。

如果快乐的艺术，仅限于短促时期，便是一种残缺不全的艺术。小约翰正在很快乐地玩耍，替他的一队小兵建造俱乐部，突然一个大孩子走来戏弄他，拿走他的钉子，这便使他不快乐了；贞安正在很快乐地复习她的功课，刚刚觉得勉强可以对付考试，忽然一个大学的知己好友跑来闲谈了半天，这也使她不快乐了；父亲很快乐地在他办公室里，但因为等一个未到的电报，急躁不安，再加上打鱼的时期尚未过之，暂不能定夺往北方去，于是他不快乐了；母亲在街上买东西的时候，本来很快乐，可在铺店里耽搁太久了，过路时走不通了，而且她遇见安太太开车路过，却未邀请她坐汽车回家，于是她便不快乐了。

我们如能在小事上懂得快乐的艺术，便可以作为许多大事的指导。我们精神上的烦恼，以及心理上的耗费，并非因为所遇困难的本身，而是因为我们把情绪消耗于错处。工作时过于急躁是一种习惯；以镇静的态度而工作，又另是一种习惯。你不能用一种拳打脚踢的方法，把烦恼赶走，你必须习惯于镇静，从容工作，而后烦恼不攻而自退了。快乐没有一种标准的指南，除非你自己为你自己生活的前途创造一个。此种指南不是指路牌，而是一种习惯的养成，以规范前程。这是一种很不易捉摸的艺术，当你每次觉得要捉住时，而每次都让它逃跑了。成功也不能衡量你的快乐，有许多伟大的成功，而在快乐的艺术上完全失败。杂志上面所炫耀的大照片，以及所载的成功故事，很少能代表真实的情形。如果你知道实情，恐怕你也不想和他们调换地位了。

快乐是一种副产品，你的目的是过自己的生活，而同时得到快乐。如果你唯恐自己不快乐，你便一定得不到快乐。快乐是你对于各种工作做得恰当的报酬，如你赚钱的工作、家庭里的工作、交友的工作，以及公民服务的工作等。先天可以使你对于快乐的艺术进行很容易，或是很难。这是你个人的问题，你要使普通快乐的艺术去适合你特别的情形。

02 / 原来精神也有健康之分

一个人强壮，是因为他有强有力的肌肉，或是他知道如何去锻炼肌肉上的气力；普通而论，大概是两者都齐备。强大的肌肉是先天的赋予，会运用肌肉是训练的结果，两者铸造了个人强壮的躯干。

一个人可以有聪敏的心智，而很少去运用它，或者有较差的脑力，可却能较多地运用。他所得到的究竟有多少，便是由他天生的脑力及训练的程度这两者决定的。肌肉远不如心智的复杂，但许多奇异的事情，肌肉也能做到，这样，肌肉的工作也变得很复杂了。

关于肌肉的工作，有气力、坚忍、精确、技艺，以及各种混合的能力。珠宝商、铁匠、外科医生，以及屠夫等，都是用肌肉工作的。不过他们因为是由不同的神经系所管束，所以做出不同的工作。一个木匠与一个细木工人，同是用差不多的工具做木工，前者却善做粗重有力的工作，后者却善做细而精确接木制形一类的器皿。一个漆匠与一个画油画的在心理运用上，双方相距不知若干里。

肌肉其实远不如心智那么复杂。体格训练可以帮助你发达肌肉的技能，心智训练可以指导你发达心灵的技巧，而提升工作效力便是两者共同的目标。心智的训练为心理健康的一部分，这便是现在所说的精神卫生，其实际目的即是使你得到精神的安适。

精神健康是应用人类心灵去得到一种正当生活的结果。你的心灵之关系重大实远胜于智力，比聪敏或愚笨更重要，你的心灵较之运用脑力、对付情形、解决问题、拟订计划、决定办法、按步实行等，都要重要。精神健康包括对于工作的兴趣、上进、热忱、爱好，以及工作结果的质量。此外并包括平时工作时的心理态度、脾气、喜爱或厌恶，以及使你自己和他人快乐或忧愁的那种原动力。精神健康告诉你如何利用你的气力，如何防止缺欠，如何保持心理感情的调和，如何去防止疲劳，如何去发挥你的特长，以及如何去待人接物。

精神健康是要懂得人类的天性。我们每一种共有的天性，以及你的特别性质，都与你精神健康有关。大概而论，我们的消化作用是一样，然而同样的食物，对于某人是合宜的食物，但在另一人却是一种毒物。精神健康必须注意到人类特性的不同，男性和女性不同，小孩与成人不同，也有种族的不同，同种族内又有派别的不同。训练有时发扬这些不同之处，有时或加以遏制，有时使其自由发展，有时却阻塞其能为。不过我们在应用之前，须能充分了解。精神健康先给予了你一种使命。要知道如何创造及改良你的心理，便必须先明了你自己的心灵。

我们既然必须工作，而且要有工作，然后我们在生活上才有一种严肃的目标和固定的职业，那么，我们在心理适应上最重要的一部分，便是要能适应工作。当工作合宜时，我们便可以做得很好，而能安然前进。能上进即是成功。但是你存往银行的进款，不能单独算为成功的表现。你在快乐上的收获，以及你所服务于别人的，也应当计算在内。你对于别人，对于你的家庭，以及对于社会，有何贡献呢？成功的人心灵上是安适的。

03　保持身心的常态

哈定（Harding）总统曾经在地图上写过一个字，或者也从口里说过，在先前是字典上少见的，而现在却不如此了。这便是"Normalcy"一字，已经代替"Nonnality"了。如果你失了健康，你便失了常态；如果你恢复了健康，你便恢复了常态。不过你生来的身体，必须本身是常态的。

但是关于心理的常态，是很难断定的，因为有些事情对于我为常态，却未必于你是常态。因为我们差不多在每件事上都有小的差异，在许多事上有大的差异，所以常态是依差别之比较而定的，你我的呼吸和脉搏，依着你我的行动和感觉而彼此不同。然而在大多数的事上，大家都与普通的常态相差不远。

我们必须假定彼此是有差异的。不过我们对于各种差异，必须有一种常态来衡量之。你、我、汤姆、杰克和哈利，以及其他的人，在高度、力气、智力、交际才能、脾气、娱乐、兴趣、忍耐、野心、眼光，以及其他事物上，总免不了各有不同。在法庭上（假使我们中间有一个犯法的话），由专家的检验，声明我们都并未失常态。假使我们中间有一个做出一种不法的行为，而是我们其余的人所不会做或不懂的，那么，那人的常态便成为问题了，一个人在他的一生，总应当不失常态或健全——不一定是完美不缺，而是要有平衡。如果一百之中有九十九人都是完全相同，则可以说大家都是普通不失常态的人，仅带着少许差别。

常态应当顾到两方面，一为先天的体格，一为后天的情形。最好的方法能够不失常态是要生而为常态。天生而成之常态，在行为上亦必常态。

总而言之，假使你能在大体上及群众生活中，可以和其余的人一样，而且假定在先天及后天的情形上，没有多少大的差别，那么，你便是一个常态的人。

心理常态即是心理健全、心灵健康的人。但后天的情形则更进一层。不失常态的行为，必须依据年龄、种族、教育、社会情形、当代风俗等而断定。一个人在儿童时代有一种信仰和兴趣，是两世纪前的人认为常态的，而在现代却认为变态。中国所认为常态的，未必在美国认为常态。

常态是由你心理的一切混合的表示。这便是你研究心理不能像看一张地图一样。没有一个人是一生完全常态的，即使有，像这样的人也就无价值无兴趣了。然而世界上大部分的工作，都必须由常态的人，在常态情形之下，用常态的方法，去应付人生常态的情形而完成之。

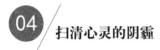

04 扫清心灵的阴霾

惧怕在人类的行为上占很重要的位置，所以很值得详细研究一下。惧怕是许多复杂心理状态的一个混合名词。第一，惧怕是一种不安的感觉，含着恐吓的成分，例如失掉了别人扶助的感觉。你对于一个婴孩松了手或使他跌倒时，便会引起他一种所谓原始的惧怕。当你做噩梦时，梦见从高处跌下，惊醒后还觉得心跳，也是同类的情形。我们暂且可以把这种状态，叫作失惊的感觉。你每次由一个安静的状况变为一个惊扰的状况时，便形成了这种心理状态。一种突然巨大的声音，一种未料到的接触或推碰，由梦中突然惊醒，都能引起这种状态。

我们以为最普通所表示的惧怕行为是躲避、藏匿、逃跑等。

但是上述那些原始的惧怕，并没有什么这种行为的表现。凡是危害你的安全的事情，便会扰乱你的平静，使你发生惊恐的感觉，因而惧怕。在悬崖的边上行走，或从很高的地方往下望，或在薄冰上溜冰，时时刻刻都会使你存着惧怕之心，你恐怕跌下去，你看到屋顶上或旗杆上的工人时，你也会同样地心悸，你不愿意想到这些事情。这种惧怕已离开婴孩的原始惧怕很远，然而仍旧是从这条渊源来的。

从心理的本质上而言，惧怕便进一层了。怕黑暗或怕孤独，是一种使人不安的情形。一个小孩在晚上要有灯和他的母亲陪伴着，才可使惧怕消灭。我们害病时或神经衰弱时，我们便更加胆小。有许多人对于这种怕危险的惧怕，尤其易于觉得。他必须要有很大的勇气，才能克服此种惧怕。另有些人走过下面有水或有路的铁桥，也必须鼓着很大的勇气。

再有一种惧怕便是回避不快的感觉。有许多人假如敢让一个毛虫在他们手腕上走，便可以算为英雄了。其实并没有人真正惧怕这种无害的动物。有些人看见虱子或油虫爬，便会难过。这种惧怕的来源，一部分是由于嫌恶而来。你不会惧怕一个已经腐坏的苹果，但是你回避苹果，正如你回避毛虫或油虫的心理一样——只不过，加上一点怕动的东西的心理。你也同样不愿意亲近冰冷的东西，去抚摸一条蛇也常常使你要突然退缩。憎嫌的退避和抚摸的退避，便是惧怕的导线之一。怕老鼠恐怕是更夹杂着一种怕害人的心理。

真正的惧怕含有恐怖的成分。此种惧怕是由于实际的情形。一个小孩怕关在动物园铁栅内大而野蛮的狮子，尤其是当狮子发吼的时候，此种恐怖是怕受伤害而痛苦。怕去见牙医是一种真的恐怖，每每你想象着痛苦时，较比实际受痛苦时更惧怕些。只要想象着惧怕的时候，惧怕便永远无止境了。你怕强盗，你怕传染病，你怕鬼，你怕投资失败，无论什么事你都怕，甚至于坏的天气也怕（虽然没有危险），因为恐怕它有时妨碍你的舒服或计划，所以你不愿意它发生。你的整个的人生，是在惧怕与希望中生活着。

不过你最大的惧怕，尤其应当注意。你为你的名誉而恐惧，为你的考试而恐惧，为你已成功的爱情或战争而恐惧，为交朋友或赚钱而恐惧。从小至老整个的人生，便是冒险。惧怕穿过人的一生，造成我们复杂的心理。

05 负能量的干扰

人类实在是构造得可怕而奇怪。人类全部构造之复杂，足以引起一种畏惧和尊敬之心。但是人类自己也是有惧怕的；说得直截了当一点，便是充满了惧怕。惧怕在人类生性中已种下很深的根，可以保护生命，躲避危险。怕危险的情绪，足以扰乱人生的安静。过分的或失常态的惧怕，谓之恐惧症（Phobia），但是我们不可将此种与强烈的嫌憎相混，如某人看见某种东西或闻着某种气味时，便感觉难受不舒服，不过在看见蛇或某种特性的人看见猫犬时，惧怕和憎恶便同时发生，至于何以像老鼠这样柔顺的动物会使人惊惧（依讽刺画家的意见，只有妇女怕老鼠），以及何以蝙蝠会有这样的坏名声，连神话中都说它是吸人血的，这我们都不大明了。怕动物，怕打雷闪电，怕黑暗，以及我们的始祖怕空谷的回声等——这些惧怕，虽则普通，但是还不如关于身体方面的惧怕更为平常。而此种惧怕中最普通的，便是惧怕倾跌。

在木架上行路，或是站在木板上横渡一条溪水，或是立在悬崖的边上，都能立时引起这种惧怕的，这便是常有的失平衡或失重心的惧怕。距离越高则惧怕越大。如果在危险的地方，更特别注意，则惧怕更真切。这时思想便成为一种冲动的，惧怕你的身体会从很高的地方，或铁架上跌下来。

另外很普通的恐惧症，可分为两种：（一）被禁锢而无逃脱希望的惧怕；（二）漂泊迷失，无家可归的惧怕。这种惧怕，或是由于禁锢在地道下，或是由于坐在边厢下面的一个座位，或是由于离出去的地方距离太远。还有一些人，只敢在一块地方沿边弯过去，而不敢斜着对穿走过去。

恐惧症以及想象而成的惧怕，人类都免不了的。但是土木工人在现代的高桥上或高矗入云的建筑上，处如此危险的地位，却能表示处之泰然的态度，不是天性不怕，便是由训练的结果。

这些受惧怕之害的人，应当晓得不是仅有他们有这种痛苦，旁人都有的，不过他们的苦楚较重些罢了，有些人有一种要发昏的感觉，或是觉得肚子难过的感觉。大部分还是心理上的关系。要除掉这种感觉，也是要由心理来医治。这是要一种良好的方法，要慢慢增加使心地平静的能力，减去时常在心里觉得不舒适的感觉，然后才能养成坚强的信心，觉得你一定可以胜过这种困难。最厉害的恐惧症，才比较的严重，因其与别的神经动作相连，而使病人的行为，难像一个平常健全的人。

 06 含苞待放，或是开到荼蘼

人生便是一种表现，但同时也是一种压制。问题不在"去做或是不去做"，而是"选择表现呢，还是抑制？"

人生没有一件事比这种冲突还要重要的。生活自由，以及寻求快乐，都集中于此点；最重要的自由，便是要能依照自己的意思去生活的自由。但是没有限制的自由，便流为放纵，并且人的天性如果任其放纵，便会成为野蛮，脱离轨道而去破坏一切事物。

除了数月的婴儿，任何人的冲动总不免要受束缚的。一切训练都是束缚。于是在这两种相反的冲动中，便发生了冲突。儿童是需要充分的睡眠的，但是他却不肯去睡而想玩。惧怕心和好奇心也是矛盾的。小孩喜欢看新的东西，但同时又惧怕奇怪的东西，这样成为一种显然的对垒。一个小孩想要别个孩子的玩物，但是却没有勇气，抢来占为己有。

最大的阻碍便是社会。社会发出许多禁令："你不可做这，你不可做那。"我们是社会的动物，所以各种社会的束缚，都随我们年龄之长大而增多。我们不喜欢为人所讥笑，也不喜欢为人所责，有许多我们很喜欢做的事，而又觉得羞愧不敢做，到处都是束缚。假如我们常常被压制，我们便会不快乐，悲伤，想反抗。但是如果只是依照自己的意志行事，我们便会变成社会的害虫，或是毫不思量的专横者。

当冲突的范围较大，有关系的人较多，情形较为复杂时，我们便会晓得如果不加以束缚和限制，结果一定是不好的。因此抑制的问题便由此而扩大了。弗洛伊德（Freud）用此种冲突，解释人生心理结构上的许多问题。做梦便是表现被抑制的欲望；意结（Complex）是由抑制过度而起的，因未解决的冲突可以引起神经的毛病。弗洛伊德以为人生许多大的变故，是由于抑制人类最强烈的一种冲动——性欲，任何人对于性的生活，或是极力抑制，或是任意放纵，结果都是不好的。道德和国家思想是有同一影响的。过于主张抑制，恐怕太过分的时候，便会使人跑到别的放纵的途径去。如果车轮不是有铁轨的阻力，便不能前进；但是如果把轮盘阻住，便不能自由行动。假如我们太随从了习俗，便埋没了自己，失掉了个人的个性；假如我们太反抗，任意而行，便会与其他人冲突，一事无成。

不过有一点是很明显的：如果我们不放肆，便不能完全自由行动。只有婴儿和心理变态的人才能任意而为，不管别人，他们都是完全受冲动支配者。至于其余的人，要想在任何情形之下，任意而为信口乱说，是办不到的。

因此，世上各事，都需一种适当的节制，而人类大概分为两类，一为放纵过甚的（这类人多半是轻浮、爱口角、粗暴、激烈、愚蠢、夸张、放纵、任感情用事的）；一为抑制过甚的（这类人是胆小、静默、害羞、服从、惊惧、过于小心、踌躇、太不表现自己的情绪）。那些惯于随口而谈的兜生意的人，总是能够说服那些过于抑制的主顾，使他们不得不买无论喜不喜欢的东西。口齿流利而放纵的人，能劝导或威胁那些过于抑制的人，因为他们对于此种侵略无抵抗的能力。

但是人类的性情也不是如此直接简单的。你时常想要说一句话，做一件事，然而你并不说出口或做出来，因为你恐怕这事会做得太笨，或是太激烈，或是会酿成误会。动机虽然存在，然而却遇了阻碍；于是这渐渐便变成了一种心理习惯。

在人类中这两种性情的区别，是如此之重要而普遍，因此我们应当采用两个较简短的名词，如"过纵者"与"过抑者"。你是属于哪一类呢？过抑者，还是过纵者呢？

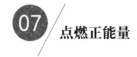

07 / 点燃正能量

推动世界前进的是什么呢？

有些人相信是钱，其实并不是钱，也不是因为爱钱，更不是一切普通的爱，推动世界的是人类的一切情绪。我们为着我们最关心的而生活，我们所最关注的是什么，我们的生活便是什么。我们有些感情是增进我们生活的快乐的，有些是阻碍快乐之源的。我们两者都需要，以便两者相抵消。

自然，我们对于生命本身最关注，假如生命一旦动摇我们便着急了。其次为惧怕，我们怕疾病，怕痛苦，因为两者都是可以危害生命和快乐、舒适和安全的。在平常平静，各事如恒的时候，我们的情绪很少起波折，快乐的时候不会特别兴奋，忧愁的时候也不会特别低沉。但是如果突然发生事故，激烈的情绪，便会激动起来。

战争时的惊惧便是如此。于是我们便时时过着惴惴不安的生活，这种不安或许是因为本身的危险，或许是为那些处于危险中的人担忧。这便是激烈的情绪中最大的一种——惧怕危险的情绪。平日我们所谓战争的震撼，其实便是危险的惊吓。现在我们大概都未忘记在欧战时，我们心灵所受的影响。

在我们这种情绪错乱之中，我们内心便起了冲突——严重而昏乱的冲突。责任和服务国家的心，以及杀人和被杀的惧怕心相冲突。此种内心的冲突比用武的斗争，更为强烈。因为这是内心自己的分裂互相冲突。如果某种重要的情绪，达于最高潮时，我们的心灵便软弱而不知所措了。

当我们最亲近的人死了的时候，我们也会感到一种深切昏沉的悲痛。这种刺激实是太难忍受了，因为我们一方面渴想我们从前所有的，一方面感到现在不能补救的空虚，而两者互相激烈的冲突。

热烈的恋爱也是属于高潮情绪的，成功的恋爱，而后又失恋所造成的悲哀，令人无可奈何。悔恨、羞愧和宗教的情绪，如负罪自咎的感觉，在神经敏锐的人，都是高潮的情绪。

在上述种种的情形中，都是一方面悲伤过去的丧失，一方面不知如何应付将来。我们最激烈的情绪要算发怒，这是一种最放纵的情绪，因为它不顾理智，专以发疯似的情绪用事。这是一种人们的极度的情绪，可以造成切齿的愤恨，想谋报复，而不顾一切法律的制裁。但是我们的愤怒，必须是一种公正的愤怒，使那些以残忍卑鄙手段做恶事的人，不能轻松逃脱。有时有些高潮的情绪是有群众性的。譬如古代的十字军，对于异教者之逼迫审判。这种情绪，脱离了平时的羁绊，而转入了残忍恐怖的旋涡。澎湃的热情也都是差不多的，如一般人所感觉之爱国心、战胜心以及大庆贺等。当一九一八年大战完毕，我们战胜时，我们已往所抑制的高潮情绪，都爆发出来，如癫狂似的；此种爆发感，恐怕我们尚未忘却。此外，还有表示同情心及崇拜英雄的高潮情绪，如林白上校飞过大西洋回转时，我们欢迎林白之热狂。凡此种种，都含有一种惊心动魄的感觉，如危险的惊感、战胜的惊感、恋爱的惊感、崇拜的惊感。

假如没有这种高潮情绪的经验，生活便会太平凡，而所谓浪漫、冒险、英雄事业等都不能加入。虽则我们对于日常生活，是以安稳为主要的宗旨，但有时我们也必须激动自己热烈的情绪，使之达到极高潮，以尝试惊心动魄的生活。

还有一些我们不能直接去尝试的，便取用代替的东西，如阅读小说或观赏舞台及银幕上可惊可泣的故事，此种激发情绪的渴想是真实有价值的事。不过我们满足时，不可过度，便合乎心理的卫生了。我们必须使我们的情感时常活动，而同时在约束之下。在日常生活时，随时应用，在特别事故时，能达到高潮，使之如生龙活虎。

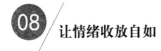 让情绪收放自如

有一本心理学书上说，除非我们能抑制自己的冲动，否则我们便得不到一种美满的生活。另一本心理学书却说，假使我们抑制自己的情绪，我们的神经系统便会发生毛病。究竟哪一本书的理论是正确的呢？两本书的话我都不相信。

气愤的读者

这位气愤的读者最后的断语，的确表示他的心境是适乎其中的。合乎道理的办法，是要不走极端，无论哪方，都要在理智范围之内。

放纵和抑制的冲突，在婴儿时期便开始了。自然的安排是以冲动为先。而冲动的后面安排着一种过于强大的推动力量，以致结果每每是破坏而无益。整个婴儿的组成，可说是一大堆冲动，而成人便是一大堆习惯。

对于儿童特别的需要，便是天性过强的冲动，应当使之压下去。这种抑制开始应早，并且要常常实行。儿童的天性大都是容易惧怕，喜欢发怒，喜欢任性玩耍，爱击破物件，吵闹惹

弄较小的儿童，别人说话时好反驳，等等。这一切都是必须抑制的。

至于抑制的程序必须合乎理智。一个过于被抑制的小孩，总是惧怕刑罚，天真的乐趣都被剥夺，必致毫无生气，变为一个可怜的小动物。对于儿童这些动的精神，我们应当为他们准备着充分适当的出路。希望他们在他们能力范围之外实行抑制，不是一种良好的方法，譬如叫他们呆坐得太久，都是不应当的。我们还应当给他们相当的时候，让他们去喊叫，去玩粗野的游戏，和去做其他自己爱做的事，只要在理智范围之内就可以。便是对于他们的弱点如惧怕、发怒、自私等，应当加以指导和批评，减少其试探。

抑制感情对于成人的规律，也与小孩无大差别。不过他们所要抑制的比较复杂些，而他们自制的能力也比较强些。假如你是一个性急的人，容易兴奋，容易发怒，你便应当设法抑制之，养成一种平和稳重的习惯。假如你每每对人粗暴、自傲、爱鄙视人，只为自己方便而不顾别人，或是当一件事感到棘手时，便爱爱含怒，或抱怨，或沉闷，或逃避，你便应当自己划出一种抑制的程度而实行之。

许多人心里都想问的问题，便是强烈的性欲冲动，是否应当抑制。关于这一点，以上所说的，也可应用于此。儿童有享受快乐自由玩耍生活的权利，青年人便也有享受爱情生活的权利，不过两者都要在正当规律之内。从儿童时代到老年，一般普通人无不需要情感，需要为人所爱，也要去爱别人——例如儿童的爱，父母的爱，友谊的爱，情人的爱等。缺乏情感的生活是不好的；很少人能够这样做到，并且也不应当这样。因为这种生活可以使人精神痛苦不舒服，神经错乱，与人的关系不和，甚至造成一种变态的心境。过于抑制也是不好的，不论这种抑制是因社会习俗所强制的（这常常是有的）；或是因为你自己的规律定得太严厉，不肯苟且；或是因为环境的阻碍剥夺了你情感的出路。

喂养猫犬的习惯，不但是为消遣，并且有时便是发泄感情的工具。"抚爱"是人类一种很大的需要。猫犬以及金丝雀、金鱼等，都是解除人类寂寞的。或许我们可以说，一个十分快乐的人，在人群中已经充分找到发泄情感的对象，因此不再需要什么小动物，不过一个感情非常丰富的人，需要各种的出路，以发泄其各种的情感。儿童便是喜爱小动物的。

青年时期的情感最强烈，所以每每容易有放纵和过度的危险。冲动越强，抑制也越难。尽情地放纵或尽力地抑制，都有危险。快乐的途径便是在人生各时期中，自然的情感应当有适乎其中的出路。不然的话，各种渐集的闭塞情感，因抑制过甚，一旦崩溃，便如沸泉一般，而造成不幸的结局。

我们的情感是需要出路的，至于出路的选择适当与否，便要看我们的智慧如何。各种情感的发泄，不能详细确定，有些是应当减少，而有些是应当扩充的。最大的问题，是对于与人生有密切关系的情绪，以及人生基础的情绪，应当如何节制。节制便是抑制和松弛，收束和放松；至于何时应当收束，何时应当放松，却在你自己决定了。

09 准备为未来"买单"

你有储存吗？恐怕对于你的汽车，你是有储存汽油的；但是对于你生活上其他必需的东西呢？你对于你的精力有储存吗？

储存是非常重要的。我们不单是要为平常的需要，如营养良好、睡眠充足、工作优良等，并且还要储存格外的精力，以备将来遇着意外的事时用。

自然的组织对于动物，已经预备了这种储存的气力，这便是常人所谓"重振"。当你做事已经感觉筋疲力尽时，但是你咬紧你的牙根，继续干去，不久你便又觉得似乎得到一种新的力气了，这便是你已经动用了你储存的精力。你可以在实验室的测量疲倦器上证明出来这种"重振"。我们的神经系统是由自然的安排，预备了一种储存力量。

　　储存是预备对付偶然发生事件的策略，情绪便是如此的，情绪可以激发储存的力量。一个小心的人，总是谨慎敏捷，注意着自己所走的路；然而我们在升降机和地道里的时候还是需要"当心"的牌子。假如发生了真的危险，你的惧怕心便使你警惕，惧怕可以激发你的储存力。房子失火时，人可以从里面逃出来，荷着重负，还要爬墙，这在平常无事的时候，却不是他们能力所能做到的。快乐狂欢也是能激动人类储存力的。看打球的观众和助威队便是鼓动这些选手去激动他们的储存气力，尤其是当胜负不分的时候，更为兴奋。一个赛跑家，如果他平日能很好地管束自己的储存力气，常常最后一刹那的胜利是归他的。

　　在平日我们不人用储存力，不过任其存留而已。一个丝袜织造厂的广告上说："小姐们，多备几双吧！免得破了着慌！"自然的奥妙，为我们准备了一种安妥的余力；这种安妥，正如我们的房屋所需要的一样，我们不会使桥梁所负的重量，刚刚是桥梁所能负的。聪明的人在气力尚未崩溃之前便会停止，他不会用他最后储存的一点力气。在崩溃未来到之前，你对于你的工作能力应当有一种储存。放假便是一种方法，使你的精力可以多加一分积蓄。此外如骑马、玩耍、整理忘掉的工作等，也有同样的功效。

　　从大体上说来，我们必须应用得当，保持在相当的速度限制之内，留心我们精力的容量。但是遇着意外之事发生时，我们便可破除平日的习惯，而任情绪奔驰。假如我们平日能养成一种储存精力的习惯，我们便能应付意外的事情。在某一个时期，我们必须能推动我们的精力到极端。譬如对于某事特别的努力，要想出一种新思想，或是要加入某种竞争，交涉某事等。有些时候，你简直不能停止，或考虑，或放松一下，在这种时候，一切都有赖于你已经预备好的储存力气；因为当一件意外之事发生时，你头脑所计划的行动，便是由你储存的力量得来的。假如世上没有这样的人，我们的进步便不会快了。

我们的情绪也是如此。有些重要的关头，如战争的时候，我们必须激动人民的情感。我们平日所隐藏的发怒精力，这个时候便是最得用的时候；这种危机激动了人民正当的愤怒，使一群有用的人民起来，为他们的国家发泄平日所储藏的精力。大地震或失火时，由惧怕和抵抗危险的动机，也足以唤起人类储存的精力来奋斗。一个人或国家能够知道储存精力，并能应用得当，是受别人或别国敬仰的。

10 淡定的人生不平凡

斯达登教授（Prof.Straton），把怒气当成一种人类天性的表现，专门加以研究，正如其他心理学家研究天才学或犯罪学一样。他对于发怒的劝诫，我们可以挑选以下几条为规律：

第一，节省你的怒气。因为怒气是你内部的一种储存力，为意外发生之事而用的。你去求助于怒气，便是因为所发生的事情太大了，你平日的能力不够对付。所以将怒气用在琐细事上，便是浪费了。

第二，当你疲倦、饥饿、遇了不如意、年龄将老的时候，要提防准备去抵抗那种一触即发的怒气，要想到别人也有这种同样的弱点，尤其儿童是如此。这便是家庭不睦的起因。我们应当对此特别留意，我们要防止发怒如同防止触电一样。常保持温和的态度和平静的空气，是有益处的。对于自己或别人发怒的信号，要有保持镇静的习惯。制止这种怒气，最好是在未发怒之前，先默念十下。粗野的言语，如果不稍思索一下，随意冲口而出，便易养成发怒的习惯。不过诅咒有时可用为一种安全塞，狗吠比狗咬还要厉害。

第三，对于某件事发怒到一种适当的程度时，便应当停止。如果你叫别人走开，你便应当自己先让位。如果事情已经了结，便应当迅速恢复原状。不可让自己不断地回想或刺激，事情过去了，便应当赶快忘记。

第四，最适当的愤怒，是一种完全客观的愤怒，是你因为觉得对不起别人，于是感觉愤怒。但是所谓别人也可包括你自己，你也是和其余的人一起计算在内的。不过这不是普通易受试探的愤怒，这种愤怒是应当保留为有价值的事而发的，它可为公或为私而用，可以使生命增加热忱，奋勉增加热力，因其以理智的动机，为一种有价值的目的，个人的目的也可包括在内。但是你的愤怒必须公平正直并且是好意的。

第五，切记你的发怒是可以引起别人的发怒的，发怒是一件冒险的事，发怒可以离间。它的悲惨的结果，便是破坏友谊和同情，而友谊和同情可以防止愤怒。发怒与成见是同类的东西，便是不公平的判断公正和同情的习惯，可以增加平和与理智的态度，是一种控制怒气的力量。

这几条谨戒发怒的规律都是关于个人发怒的，因为这对于大多数的人是一个很重大很实际的问题。重大的冲突和有组织的冲突也是同一心理的。你对于公众或商业关系的态度与感觉如何，可以从你应付私人事件的态度与感觉上看出来。发怒是个人的害物，是公众的危险。在相当的范围之内，发怒也还是有它的好处。要保持这种范围，是要我们态度和善，合乎理智，随时警醒，这才可以平静无事，斯达登教授建议，假如我们能用一个簿子，记载发怒的日记，把每一次发怒的原因事实都写下来，后来看了一定会觉得自惭或是好笑，因为都是为些小事；这样以后你发怒的次数一定要少些，而且有价值些。不过这一种克制怒气的方法，总是有很大的用处的。

发怒是一种耗费精力的情绪，与畏惧恰恰相反，因为畏惧来得很慢，在未发泄之前潜伏得很久，而愤怒来得突然，如迅雷闪电，而平静得也很快。不过暂时的情绪，因为反复思维，又可变为情操（Sentiment），义存于心中，由此而发生怨恨。怀恨便是发怒冲突后所留的余痕。怨恨可由传统而继承下去，好像封建思想一样。成见是一种变形的愤怒。如果这种感觉一旦爆发，可以引起群众的暴动。人类应当习惯于容忍不同的意见，不去唤起愤怒的危机。各人如能在私事上有克制怒气的能力，则不会一时神经发狂，去参加群众的暴动。暴动的行为，是由于一般人平时不约束自己。

11 意结造成的悲剧

坚强的意志，有三项必需的条件：精力、恒心和动向。专有精力是不够的，譬如激烈的儿童和发怒的成人，都是精力饱满。恒心胜于力量，恒心可以使人坚持，而此种坚持并非仅是固执己见。固执己见是顽固，不是坚强的意志。

坚定有恒的前进是不怕困难的。这并不是顽固，虽则顽固的人也可以表现一部分坚忍。坚持的意思，便是用理智而非盲从的态度，去实行一种有意识的决断。一个人过于固执己见，便成为独裁。

有恒便是要能回到原来的工作，一步一步地，不怕打击和失望，百折不回地努力干去。这种恒心是用有效的方法，向着目标做去。并且每分精力都用得适当，不随意、不散漫、不浪费。如果要养成这样的意志，必须有一种良好习惯为根基，凡思想、行事、感觉等，都是随时正确而迅速的，犹如一班受了训练的职员，受公司总经理的指挥一样。

动向便是明确正当的目标。这并不是说目标一定不会坏的，因为这也是可能的事，能力可以去破坏或建设，可以成为无价值的或高尚的目标。

意志不能代表整个的人格，人格必须看动机的好坏如何，而动机是由另一出发点而定的。冲动的原动力是情感，看你的感觉是如何，看你所注重之点是什么；至于你所注重的是什么，便是你内心深处的感情和抉择，是否得当两方的结果。

工作要有意志，不专指立定意志去工作而言，而同时亦要有一种指挥能力的知识。

努力的意思当然表示事情是难做。如果总是挑选容易的事情，便可以使意志薄弱，心灵和人格的组织衰微。

意志是根据抉择而进行的。主动者心中总是存着"做什么"的问题，并在各种途径之中决定一种。你可以决定，但不必固执。踌躇的人是容易失掉机会的，一个人在思想上踌躇得太多，决定后又反悔，常常改变意志，随便一时的冲动而出新花样，他一生便难有所成就。固然，反复考虑是好的，然而反复考虑以致减低自信心，却是坏的。

一种意志决定后，如果遇着别的相反的意志，便可以看出一个人的精神来。何时应当服从，何时应当归顺，何时应当坚持自己的主张，毫不畏缩，这都是两种意志相遇后要发生的问题。最后便是要有坚忍心，训练着能长期努力，能做较难的工作；能爬较高的山，能完成一种重大的事业，能实现终身的目标，要做到这些，便要有良好训练的意志，认定一种高尚的目标。

意志的程序和情感的程序是一样，用文字表白出来，便没有多大意思，因为文字只适宜于代表思想。意志的要义是在乎能"行"。上述种种精力、恒心和动向等，都必须变为行为，养成固定的习惯。这种意志是要由实行得来，而非空口可以传授的。

12 铸造坚强的"神经线"

假如我们都能像那个苏格兰的耕童一样，他说他不晓得什么叫作享受一晚舒服的睡眠，他所晓得的只是当他把头放在枕上后，便觉得是应当起身的时候了——如果大家都能这样，便不必需要去研究睡眠的艺术了。我们正当睡眠的时候，虽然不晓得睡眠是怎么一回事，但是你醒后便晓得是否睡好了，或是怎样睡的。要测验是否睡得好，最好的象征，是看醒后是否感觉得轻爽，疲倦、头痛是否完全消除。因为在睡眠时，筋肉的疲倦可以自动恢复，醒后便能感觉精神重振。

但是假如你是神经衰弱的人，你便不能好好安眠。虽则睡眠是属于全身的，然而它重要的效用，还是使每日工作疲倦的神经系统得到休息。一杯多余的咖啡，可以使你不能睡眠；快乐、兴奋，以及悲伤，也有同样的功效；麦克比斯（Macbeth）的惧罪之心消灭了他的睡眠。睡眠的规律是必须依照各人的神经性质、生活的习惯、年龄，以及职业而定的。无论一个人一生所做的是何种事业，他的睡眠起居，必须有一定的调节。

下列各条，可以作为一般人睡眠的指导：

第一条：睡眠是一件人生很重要的事，不可忽视。不要去弄醒小孩子，他们之所以睡着不醒，是因为他们确实需要这样多的睡眠。假如闹钟是用来闹醒已经得到充分睡眠的人，当然是可以，然而若是用了去减少睡眠，那便是一件害人的东西。

第二条：多休息以预备将来精力疲倦。我们常常听说所谓太倦了，睡不着，太饿了，吃不下。一个人因为创伤或疾病，痛苦太过度了，可以得到极甜美的睡眠，如小孩子哭后之甜眠。如果我们预备去做一种繁重的工作，就必须先得到充分的睡眠，多有睡眠以防备过分的疲倦比疲倦后用睡眠恢复更好些，因为这样不致使身体太吃亏。假如你不能安睡，坐着休息也是好的。

第三条：尽你的能力养成一种有规则的睡眠习惯，使之适合于你的工作。不过此种习惯要有伸缩性，像你的工作习惯一样，因为如果发生例外时，免得使你感觉不舒服。对于年幼的儿童，有规则的睡眠尤其不可少。愚蠢的父母强使疲倦的儿童在晚间玩耍，是应当送到法庭上去的。

第四条：你要能养成一种自己可以管束习惯的能力。训练儿童养成自己睡眠的习惯，而非被动的强迫睡眠。断续的睡眠很危险，使人难养成睡眠的习惯，所以要有例外的准备。黑暗，正当的姿态，闭着眼睛，放松，摒除心中杂念，有睡眠的自信心——如此，睡眠才能欣然降临。睡眠是不能命令强制的，越思想便越不能睡着。

第五条：上述各种睡眠的规律，是为普通常人而设的。世上没有异常活动的规律，可以适合每个人的需要，睡眠的规律也是如此。但是大多数人既然可以穿已经做好了的衣服，因此睡眠的规律也是能适合大多数人的需要。那些少数例外的人，必须设法来迁就多数。

这种规律可以很容易扩充到各方面去。关于儿童的睡眠，尤其可以确实固定：四龄的儿童大概需要十二到十四小时的睡眠；九龄的，需要十一到十二小时；九龄以上则为八至十小时。有些人是需要长久的睡眠时间，有些人是睡得很熟。对于那些患不眠症的，我们可以说：不要为不能成眠而烦恼。以安宁清醒的休息来代替睡眠。从静止的休息去恢复睡眠比较借着轻松的工作（如看书）还容易些。但是，如果看书等能促成睡眠，便也可以利用之。

有时真正的失眠症非由烦恼而来的。这种失眠症因情形的复杂，各家的意见不同。有些人甚至说，睡眠是一种坏习惯，我们应当越少睡眠越好；有些人以为睡眠过多，如吃得过饱一样的坏。但是用睡眠调协精力是人生天性中自然的一部分，所以在健康时是自然支配适当的。现代的夜间生活以及其他种种生活将适当的睡眠时间减得过少。最后的实验还是看白天的工作，是否做得有精神，有剩余的力量。

13 睡觉的艺术

　　詹姆斯（William James）可算是世界著名的心理学家之一了。用时髦的话来说："他把美国的心理学放到地图上了。"二十五年前，他写过这样一段话："我记得我读过一本小说，当作者将女主角人格的美好和兴趣描写完后，然后总括起来说，她的可爱的地方，便是在无论何人看见她之后，总会感觉她好像是'盛在瓶里的光辉'。盛在瓶里的光辉，实际上也是我们美国人的一种理想，甚至一个年少女郎的性格也是如此！"

　　他又引证了一个苏格兰的著名精神病专家的一段评论："你们美国人太喜欢把意思表现在脸上了。你们好像一大队军队，一切后备军也都同时行动。英国人的面貌比较迟钝，但是他们似乎有一种较好的生活计划。他们似乎储存了许多精力，以备不时之需。这种淡然的态度，这种能力积蓄未用的表现，我以为是我们英国人民最稳妥的屏障。另外我对于你们美国人的感想，觉得你们给予我一种不安全的感觉，你们应当设法将你们的色彩调得清淡一点。你们实在是表现得太露骨了，你们对于日常普通的小事，耗费得太过了。"

美国人的这种易于兴奋，有两种不同的批评，在今日比从前更胜。对于这一点，有两方面的看法，而詹姆斯对于这两方的批评都是公允的："凡美国人在欧洲住得很久的，习于当地通行表现的精神，在我们美国人视为呆滞的精神的，当他们回国的时候，也会有一种相仿的感觉。他们觉得他们同胞的面部、眼睛里射出强烈的光辉，显出一种强烈的热情和渴望，便是一种极端的活泼与和颜悦色。当然我们很难断定，这种情感是男的表现得多些，还是女的多些。但是多数的人对于这种热烈，总是崇仰，而毫不悲观。我们总是说：'这是何等的智慧！这与我们在英伦三岛所见的呆滞的面颊、鳖鱼似的眼睛、迟钝无生气的举止，是何等的不同！'确实，这种紧张、迅速、灵活的外表便是我们国人共认的一种理想；但是从医学上看，这种易于兴奋刺激的弱点，在我们美国人心中却不易感觉得到。"

在精神卫生上，以及各国理想之差异上，这便是一个很重要的焦点，我们说英国人是我们的堂兄弟，然而在心理组织上说，我们的血统关系，虽说不是隔得很远，但似乎还比堂兄弟要疏一层。如果从心理学根本上说，稳重是一种健全的理想，是无疑义的。至于沸腾爆发的精力，不断地搅扰，纯粹消耗在情感的动作，行动好像一根有高电流的铁丝，确实是将精力无益地消耗了。因为这是一种退化到儿童时代的兴奋行为。无益的消耗，不仅是因为太急促，也是因为过于急进、驱逐、纷扰，稳重不是呆钝，而是一种含蓄的力量。这种力量不是呆钝沉重、难于移动的，而是一种约束的储蓄力量。

从我们最近的心理习惯上，便可以看出这一点。譬如现代的汽车，便是永久准备着到处乱动的。这正足以表示美国人总是往前动的特性。美国有句俗语说："我们不晓得我们要到什么地方去，但是我们总是往前走。"这种瞎走的满足，蒙蔽了一个最要紧的关节，便是在未走之先，我们应当选择正当的途径。那些喜欢自认为急进者、奋斗者、雷厉风行者，便表示这种乱冲，他们把盲目的努力和有方向的努力混合，弄不清了。妇女学习吸烟的习惯，作为消遣精力的方法，也可以表现她们这一点来。男人好像印第安人一样，喜欢安闲自在地吸烟管；而妇女却急促匆忙地吐烟。

无论何事，太过度便不好。一般人总是易于走极端。约束太过和约束太少是一样的坏。精神的安适原是有一定规律的。伟大的工作是需要稳重和涵养的精力，把好的精力消耗于激奋和扰攘便是浪费。不过活泼灵敏是可以使生活有生气的。由研究各国的心理习惯，可以大家都得益处，正如通商订约一样。

14 / "盛在瓶里的光辉"

抑郁是一种病征，是神经系统发生了某种毛病。平日我们的生活力上至少储蓄了一些希望、满足和快乐，这种病征便好像借债人支用过度的账目一样。但是这种病态，或许是临时支用过度的现象，不久又可以储蓄一部分新鲜的精力；或许便是一种久年的病症，长时如此。无论其起因如何，这种病征总是因为在精神的情绪上，发生过一种深切的根本变更，才有如此的结果。

这种抑郁，因其可以酿成严重长期的精神错乱，以致那些受抑郁之害的，每每无故过于惊恐。如果惧怕变到更坏的地步——就是变为癫狂状态。一个人吃醉了酒，手足垂萎像一个患瘫病的人，或是癫蹶不定像一个患癫痫病的人，但是他经过舒适的休养后，便又可以复原了。

这种抑郁，即算是非常厉害的，还是与真正忧郁症的背景和病源不同。这种抑郁是来来去去的（来时比去时要明显些），失望的黑暗，渐渐变为希望的光明，好像黑夜渐渐变为曙光一样。抑郁的病源是疲倦，你的心情的气压表——本来在阴暗沉闷惨凄的天气便很低，如果又正值你很疲倦或是很饥饿的时候，便完全低落下去了。假使你后来由睡眠和食物的营养，精神因而恢复，心情的气压表便又可以升上去，正如所谓："命运不能伤害我，我已经吃过食物了。"晚餐后的心情是愉快欢乐的。在未吃筵席之先，是无人募捐的。

神经衰弱症——我们要认清这个名词是包括无数普通常态的人，有时还是一般人中最优秀的分子——在各人所感受的病症各有不同，有些是睡眠受影响，有些是消化受影响，有些是精力受影响，有些是脾气上受影响。精神衰弱病最普通的几种现象，便是睡眠不适，消化不良，容易疲倦，兴致很低，等等。

在一切病的象征中，抑郁的象征是很多最难捉摸的，假如你是属于抑郁队的人，你便知道是怎样的味道了。当然这种病征在生理方面也是有的，例如由排泄作用而排除体内的毒物，有一句俗语说：人生是否有意思，是由肝脏而定。

这种抑郁，的确有点好像莫名其妙的，丧心是一种恐怖的不幸，除了使人更觉难受以外，别无安慰，心有抑郁的人仍是时刻奋斗的；他那些比较有能力的本能，时时想抵抗障碍，他希望他能脱离失望的旋涡，鼓舞起他已经衰落的勇气，他带着一颗沉重的心和充满了眼泪的眼睛，努力奋斗，想从泥泞中爬上坚土。然后忽然云雾开展，他便稍有安息，此后再有较长的安息，这样，他的生活便渐渐带有欢乐了。

因此，我们对于自己的抑郁，不可过于担心。有一个患抑郁病的人对我说："我并非真正有什么忧郁，不过总觉得是如此罢了。"后来他脱离了这种习惯思想之后，便觉得好些。有些人提议我们应当每早对镜时，便露着笑容，然后一天之中，凡是感觉不快的时候便练习这种笑容。另有些人在早餐时玩爵士音乐。所以你也应当养成一种特殊嗜爱的办法去驱除抑郁。

15 挣脱抑郁的魔咒

心理学中最奇怪的一点便是我们对于情绪的态度。有些态度是非常明显的。我们都有惧怕，但是没有一个人愿意做一个胆小者或是被人认为胆小者，因此我们都尽力抑制惧怕。但是论到关于同情心的情绪，则我们有一种很奇怪的矛盾。男性的思想是要坚强庄严，不要柔软温和，因此除了表现雄壮的情绪之外，总是抑止各种感情的表现。

因为要抑止情感，于是便产生了"强硬"的观念。生意还是生意；你总是要看到最好的；不要战栗，不要胡为；所有的人都希望占你的便宜，既不会对你的损失加以少许怜悯，也不会管你的感觉如何；所以你应当披上你的铁钢甲，使你自己变为钉子一样的硬。要留心不要让别人超过你，什么音乐、艺术及一切无益的事都不要去管。努力干你的事，"要强硬"。

有些"强硬"的人在办公的时候是一种态度，在公余的时候又是一种态度，但是这种强硬的坚壳常常包围了他们全部的性情，使他们行事不能冲出这种范围，于是变为永远强硬的人了。

摩根（Pierpont Morgan）是一个大财政家，却未被强硬的精神影响，因为他是一个艺术欣赏者和各种有益事业的提倡者。他替我们造成了一句成语："炒熟了的夹肉蛋块是不能再变成生的。"所以一个人强硬之后，便不能恢复为柔软，因为他已经硬化了。

强硬的人都是受着一种不良的哲学和心理学的害。但是如果有人去告诉他这种话，他一定会觉得告诉的人是太柔软怯懦了。其实他实在是被强硬的坚壳隔断了世上许多有意义的事情。像这样埋没阻塞他自己的感情，他生在世上只算做了半个人（而且是坏的那一半）。

在各种事业中真正伟大的人物，他们的兴趣宽广，他们的眼光宏远，他们对于大多数的民众有同情心。他们从不会让事业去阻拦他们过有意义的生活。

每每那些强硬的人因为怕别人知道他们是惧怕自己的情绪，于是更掩饰起来。然而如果他的遮掩未能成功，他的失败也就很厉害。有些这样本来不蠢的强硬者，却去问算命的人关于他们股票交易或赛马的秘密号码；然而假如是一个有常识而情绪平衡的人，绝不会干这种事的。实际上强硬的人实不如自己所想象的那样强硬。

总而言之，这种人对于如何能从生活和自身上得到最大的享受，用了一种错误的指南和暗示。壳生在乌龟身上是可以的，因为它们没有别的办法可以保护身体。但是人类乃是非常复杂的动物，如果你反对你任何部分的天性，你便缺少了那一部分使你成为完全的人。

16 / 何以解忧

精神健康的理想园地，是不要太过于孤独，长久离群索居，也不要太过于热闹，弄得乌烟瘴气。折中的办法，不仅是要有节制而已，而是要能够均衡的满足人类两种相反的需要——私静的需要，和友伴的需要。

私静是属于文化进步的生活的。原始时代的生活，是以部落而非以家庭为单位的，除了各人所穿的衣饰外，私人财产是没有的。印第安人便是大家聚居在一个村庄里，无论什么东西都是归大众公用。弗莱彻女士（Miss Fletcher）是一位终身研究印第安土著人的专家，她觉得和印第安土著人在一处生活，最不方便的地方便是太没有私静的时候了。因为在全村里寻不出一块私静的地方。只有一个英国人家里才是她的堡垒，在这里她才可以与人群隔绝。

普通看来，"肃静"二字在办公室的门上要常见些。在心理上这也是很对的。工作的时候我们必须私静；娱乐的时候我们便要寻找伴侣。工作是需要专心的，所以工作的时候，我们必须暂时与家庭邻居及一切人群隔绝。

实在讲起来，钥锁的唯一用途便是在乎其能维持私静。除了清洁之外，市场上最宝贵难买的东西，实在是"私静"。我们住的地方，往往总是吵闹喧嚣的。在现代工业这种嘈杂的环境中，打字机的咔嗒声以及其他种种喧哗声，可以通过半截的隔板达到各办公室，一般人真不知如何可以工作，要解决这个问题，虽以美国之财富，也难于办到。空间比时间更是宝贵。只有大公司的总经理才有享受私静的福气。

有些人对于私静甚至有一种偏见，以为私静是一种非平民化的自傲心理，或是躲避群众做不道德的事，如从前那种贵族的客厅一般。做有害羞的事也和工作时一样，也是需要私静的，论到这一点，也就和其他一切的行为一样，要看动机如何。

一个人之所以需要私静，不仅是为专心做事，并且也是为求个人的修养。凡人必须私静，庶几有自省的时候。原始的人寻求旷野的地方，以为受幽灵感动之所。处于现代文化进步之世，我们的问题是要如何去收回已经失去恬静的乐园。一个人健全的生活，必须有充分私静的时间，而后可以修身养性。

私静便是准备着与人群交接的。在许多事上你是常常需要别人的，儿童更是特别依赖别人，不过也还是需要私静的时候，以求独立的发展。社交的年龄，由自然的安排，迁延着直到儿童需要发展的时期。我们从别人学来的很多，也和别人共同学习。一般人的天性都是好群的，人类都是喜欢聚集在一处，大家混在一起。虽然如此，我们同时也需要私静的时候。

太孤单了最大的危险，便是那些神经质的人会变得更害羞更不愿和人在一处。一个为悲哀、疾病、烦恼所困的人，想再恢复他原来的常态生活，最好的方法便是要和常态的人常混在一处。太与世隔绝的人便是失了常态，他过于躲藏在自己的影子里，他需要一群的光辉去照耀。

悲伤的时候，以及集中精力奋斗的时候，我们需要孤独，然而此时我们需要伴侣，也还是同样的重要。过于孤独的人假如随着自己的意志做去，便会成为一个孤僻的人。不常有孤独生活不能离群索居的人，对于自己便太无内心的涵养，这个问题在训练儿童的时期常常发生。

城居的习惯每每养成了一般人一种根深蒂固的好群性。平常我们总以为那些平时作工的人在短促的暑期中，变换一下那种扰搅的环境，逃避到深林中或高山上去，但是实际上他们却反跑到拥挤的海滨大道上去，混杂在外来旅行的人群中。电话和汽车都是现代交通上的一种便利，使人群聚集，打破乡村那种孤寂的隔阂。所以我们也希望有天才的人，发明一种方法来保障幽静。因为从大多数人的方面看，一切世俗的扰搅以及临近的人与我们相处的时候实在是太多了。

17 / 强硬的外貌不坚强

现代实在有不少的文章论到我们生活的转变，如爵士音乐之吵闹、传统思想的瓦解、家庭关系的崩溃、青年的反抗等，因此我们不仅不得不想想它们究竟是何意义和潮流，并且还要知道在解放的变迁中，什么是被摧残和遗失了的。

要得到一种有节制而平衡的生活，现代这种纷扰似乎失掉了一种可贵的元素，似乎其中很有价值的一部分是处在危险的地位。一个健全、完美、自足的人所需要的，是一种恬静的生活。像现今这种时代，件件事物都是积极往前进行，于是家庭的灯火完全灭绝，消灭了恬静生活的中心，至少这种机会是不多的。

"无论怎样运气不好，总还是在家里的好。"这并不是一种软心肠的话，而实在是表现了人类心理一种根本的需要：在现代到处用车轮的世界，实在是太容易游荡移动了，因之人类爱移动的渐成大多数，我们恐怕会要退化成为一个无家的国家，至少恬静的生活是无存留的机会了。

这时公寓便成为人类临时的储存所，租期既短，一地的人物调换便非常迅速。吃饭时便跑到那些假称为家常便饭的饭店里去，晚间消磨在电影院里。这样他们还时常埋怨着没有地方去，只好蹲在家里。

这种现象的危险，不仅是过于要求兴备、刺激、肉感，而是对于个性适宜的涵养的根基打击太深，剥夺了平静涵养的生命。

"东也好，西也好，家里是最好。"这是一句家庭谚语，从前在火炉旁是可以常看到的；但是如果在现在的暖气管上写着这句成语，却似乎不合配了，因为置火炉的地方早已随着家庭消灭了。假如家庭仍旧可以存留，成为一种朋友聚会之所，或甚至一种以家庭为中心的生活，那么，暖气管也可任其存在无妨。

恬静集中的生活是岌岌可危了——喧闹代替了恬静，分散代替了集中。全家的人各走各的道路。少年人觉得老年人无味，老年人觉得少年人轻浮。但是这种集中的分裂是一个很大的损失。无论外界的事业是怎样重要，社会的集中是不能代替家庭的中心的。长在一个良好的家庭比得一种良好的遗传尤为可贵，因为这便是表示你是在恬静集中的生活影响中生长大的。小孩觉得母亲可贵，便在如此。在一种恬静集中生活之下，烦恼因之消除，兴趣因之养成。这便是幸运的年轻人之所以有一种成熟的兴趣，有忠心家庭的感觉的原因。

这一切如果以冷酷的态度观之似乎是太感情化，太陈旧了。不过无论如何，这是做一种精神健康的原则。世上自立成人的很少，而且他们有许多不完全的地方；不过如若他们能自行创造一种恬静集中的生活，那他们的成就就不散。至于大多数正在生长的人，这样的一种心是必须有的。家庭无论怎样组织不完备，但至今这是唯一能供给此种恬静集中生活的。

一个缺欠这种稳定环境的民族，无立足的根蒂，并且感觉不到这种生活的需要，和一个生长于这种环境中的民族，是否一样的精神安适？这个问题那些守旧派的人并不关心，那些进步负责的思想反而觉得很担忧。

18 / 不要太神经过敏

"去教一个坏小孩变好比去教一个蠢小孩变聪明是容易些。"这是英国一个很著名的生物学家和生理学家所说的。"好而愚蠢"是一个很普通的双名词，而使人联想到它们相对的双名词："聪明而顽劣。"

有一点是很明显的：行为便是这两种双名词的实验。看你所做的如何是最重要的，如何做便是对，如何做便是聪明，在你的行为上都可以观察出来。这种动作是仁慈，是好，但是很愚蠢；那种动作是聪明，但是太残酷，太卑劣。

是否天真的意义便是脑筋简单或是心地纯洁呢？是否世俗的智慧便是不要让你的良心去阻碍你的利益之途呢？是否作伪便是说你懂得德行和智慧的把戏，没有错误的观念，自己有把握会得胜呢？这类同样的问题，可以有许多不同的方式来问，而始终这类问题总是含糊不清的谜语一样，得不到一个正确的回答的。

因此训练是要引人到两条路上：使你变好，使你变聪明；使你能够心地正直，能够心智和道德健全。我最近问过一个很著名的美国著作家（他对书籍中许多人物的生活和思想都是很清楚的）：什么是现代人类最大的错处？他的回答便是："人类过于注重智慧而忽略了正当的情感，把脑子放在性情之上。"

这一切的意见可总合为一个共同的结论，这结论我也觉得是十分对的。注重一个人的正常情感的态度，健全的嗜好，良好的道德，比注重他的学识、常识、智慧、伶俐、聪明等要重要得多。而我个人对于无论哪一类的蠢人所感到的不舒适和不方便，是非常敏锐的。照教训我们应当忍受那些蠢人，特别是那些有政治野心的，但是我总忍受不住。

在道德和智慧的辩论中，道德每次是必赢的。无论在无知识的环境中所过的生活，比较有知识者的生活，是如何的平凡无味，我们还是要承认这一点，如果将善良和智慧比较起来，好像美一样，可以说是奢侈品了。世界上若是去掉美丽和艺术，一定是很惨淡无味的；然而德行还是应当占先，虽则它照普通说起来是平淡而朴实的。

心理学家在两种结论上得到许多可安慰之点：第一，我们改造一个人的道德比改造他的智慧容易些；第二，大概而论，除少数例外，道德和智慧是并存的。这不是一种可选择之物，像茶里面只可放柠檬或乳一样；这两者是我们都可以全备的。你可以在学识上或道德上做一个自大或谨慎的人。

智慧是你整个心智或心理生活最难变易的。你不能够用思想把你的智慧增加一点，即使你可以增加许多学位的头衔。除了特别的例外，一个人在学校里经过各年的智力测验，大概总没有什么变改的。六岁时的测验和十六岁的测验当然大不相同，不过这是表示心灵的增长。这种测验所忽略的地方比所注意的地方要多些，尤其是学生兴趣的变换。主要的增进路线，是他感情自制和意志行事的能力增强。这方面就近乎道德生活的根基，并且因为这种行为的基本特性是可教导的，因此使一个儿童变好比使他变智慧来得容易。愚蠢比作恶难于医治些，然而这一切我们不要灰心，而应当努力使人能尽力做个好人。

另外有一点可慰的，便是主使行为的两种因素——良知和德行——是趋向于合作的。沃兹博士（Dr.Woods）研究皇家的遗传学——挑选许多皇族家庭以为实验——因为我们对于皇族的祖先和宗族知道得清楚些——结果得出许多可信的证据，凡是智慧高的人道德也高，反之智慧低则道德也低。然而有时智慧和道德是完全分开的；在罪恶、欺骗、阴谋之中，仍如在高尚有价值的生活中一样，可以找到极高的智慧。

除非我们能将道德标准提得和智慧标准一样高，则大学教育恐怕会成为一种专门训练道德低落的学校，而不是一种养成高深学识、健全心理的机关了。

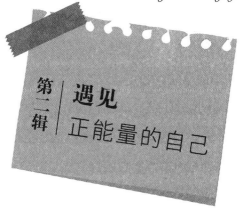

KEEPING MENTALLY FIT:
A GUIDE TO
EVERYDAY Psychology

第二辑 | 遇见
正能量的自己

01 / 排出成见的流毒

你认识"Thob"这个字吗？不认识不要紧的，因为这个字的意思是你平日常经历的。亨寿·华德（Henshaw Ward）觉得这需要一个专门名词，于是便著了一本书叫作"Thobbing"。"我们都爱思虑我们所喜悦的意见而相信之。"从Think（思想）取出th，从Opinion（意见）取出o字，从Believe（相信）取出b字，于是三字的缩写，合而成Thob。你相信你所觉得可乐或是有趣的事，或者你自然而然地去相信，或是愿意去相信；你相信以为是因为这件事是如此，而你能够去证明之。其实说起来，你是先相信，然后才寻找理由去证明你的信仰。

但是，Thobbing却不是如此简单，错误或不健全的思想不全是Thobbing。在你许多的思想中，多少总含有一点情绪的成分。你为重视其结果，于是影响于见解了。你预先用意见来拥护你的信仰，而觉得你的意见会与信仰平衡起来。

我们对于各种事物有信仰，而后有意见的实验很多，所以我们按理想的时候实在很少。恐怕这样的人绝无仅有。

第一个障碍便是成见，这是一种妨碍判断很有力量的感

50

情。对于你所喜爱的人或意见，你只看见一切好处，对于你所厌恶的人，却只看见他们的坏处。有些种族的成见尤其普通，常常阻碍种族互相融洽的感情。我们总想宽容，然而当感情高涨时，如审判沙哥与凡柴地案件，我们才知道实行一种公平的判断是如何的难了。一件案件在我们尚未找出确实的证据之前，常常便有一种成见在心里，觉得某人是有罪的，某人是无罪的。在这种很严重的案件上，Thobbing 的行为，实在是一种很危险的试探。

迷信是含有许多 Thob 的成分的。人类相信预兆和符咒是很平常的事。有些迷信，如在一张梯子下面走或星期五出外旅行便会触霉头，马蹄铁、四片叶的金花菜或是捡起一根针便会有好运气，手生肉痣是由拿蛤蟆而引起的，放　块吸铁石或樗子在衣袋里可以诊好风湿症，对一条活鱼嘴里咳嗽，可以将百日咳传到鱼身上，彗星发现便是天降灾殃，怒骂神明可以送走瘟疫，梦见结婚的糕饼便是默示将来的丈夫，掌纹的长短可以看出人的寿命，以及算命的人对于这些的事情要比普通人知道得多些，等等。像这类的迷信，是没有一个人证明的。这一切都是"Thobbing"，而且是最深入人心的 Thobbing。

我们因为使平淡的生活变为有趣的，于是便去相信独角兽和美人鱼。我们很难断定什么界线是迷信的终止和知识的起源。有一个时期，有些人跑到很远的地方去寻求长生不老的药丸，并且他们愿意将他们的心灵贡献给魔鬼，因此可以得到一种神秘的力量，去刑罚他们的仇敌，或是得一点爱情甜酒去吸引他们的情人。人类不专信仰牺牲，并且对于信仰投资。从古埃及至亚利桑那（Arizona）时代，那些行法术求雨的人在干旱的国家哄骗金钱。发财捷径使人一般人专去梦想发财，而忘掉了平日的常识。不过大部分我们 Thob 是因为为信仰的兴趣或舒适所以致之，或是某种信仰是一种很优美的思想或美梦。Thobbing 依我们的欲望而改造世界。

世上不专是未受教育的人便 Thob，科学家也是常常 Thob 的；他们常用自己恰意的见解，或已定的意见去研究一件事物。古时的思想以行星的轨道是圆形。因为他们以为圆形是完美的形状；后世的新发明证明地球是行星之一，环绕太阳而行，与以前的信仰以为地球是世界的中心，太阳围绕我们而转，大相冲突，经过许多奋斗而后成立。个人的信仰好像那些人失去运用理智的能力，完全任自己的 Thob 而行事。这种信仰能够给予他们一种满足或是用一种私人的感觉去解释世事。

我们的思想不能按理而行，因为我们使命脱离个人的感觉。无论何事，我们总是属于那一方，那一团体，那一种成见。我们对于任何题目的意见，并非我们明了一切事实，不过是因为我们爱挑选我们感觉相符的信仰。所以我们以为思想的时候，其实不过是一种 Thob 而已。

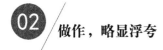

02 做作，略显浮夸

有时可以遇见一种人，对于自己非常自鸣得意，好像他们带着一种活动的座子，闲常便坐在座子上，去抢做自己的塑像。把自己夸耀为某种人，是一般人一种很普通的试探。

年轻的儿童都是天真的，他们天生成怎样，便是怎样。因此他们是很可爱的。渐渐他们便开始有点做作，不过他们的做作，还是很天真并无用意的。做作纯粹是人为，是去应付那些由社会制度所发达的形式上的关系。有时候我们需要一种有礼的态度，而这种态度是带着一点做作。要如何做作可说是社会教育的一部分，而精神的安适也包括社会的安适。

我们每人都有几个自我，这是不能避免的：一个人有他办公的或职业的或官员的自我，游戏时的自我，在家庭的自我，公众或私自的自我，结交朋友时的自我，款待妇女时的慷慨的自我。因为一个人有这许多自我，有时自己弄混了，不知在某时应当表扬哪个自我，抑制哪个自我，一个人对于这些自我，尤其是难得周全顾到。一个人所消耗的精力（以及金钱），以维持他在某种社会阶级中的面子，比他预算表中任何一项的开支都大。

这并非做作开始时的消耗太大，而是维持这种做作的消费太大。许多人叫世界为戏台，便是因为我们人类多少都带点演戏的色彩；有少数人是很会演戏的角色，大多数都是无名小卒。处世的聪明便是能看透别人的虚假，分析他们有多少是做作的，多少是自然的。所谓"定你的意"，可说就是准备你的做作。

因为我们每人都带一点演戏的性质，一点自夸，一点假扮，一些隐瞒，感觉得自己非常幸运，不像那些不幸而我们不大提起的人。因此，我们可以保留这个"做作"的名词去奉送那些过于假扮的人——那些用所谓"护胸甲"的或是拿着别的防身盔甲去遮藏自己内部真正人格的人。

做作是一种宣示，表示你所愿意做的是哪类人，而直言你所不愿做的是哪类人。弗洛伊德揭举人类的内心，显示他们本来的面目。他研究出来当人类不提防时，在梦中便表示出他们的欲望来。用错误的语言和失败的行为，便好像让猫跑出小袋外，肆行平日做作时所不为的事，显示做作所隐闭的。

你遇见过一种胸怀直率的人，请你很坦白地告诉他，你对于他的感想如何。告诉了他吗？假如你告诉了，你后来一定要后悔的。弗洛伊德的心理分析便是去揭穿人心的假面具，不过这是一种科学的研究，而不是一种待人的方法。

做作无非要做到我们想达到的地步，或是要别人怎样看待我们。这种做作很难说是一种吹牛或欺伪，做作者也不能叫欺骗者，更不能叫作冒牌者。他不过是想做到自己的塑像而已。相同的要点已经是做出来了，不过自然与艺术还没有十分吻合。然而有些人做作得太久、太多以致忘了本来面目，因此对别的人说来摸不清他的真面目。

至于那些打定主意来故意做作者，把护胸甲代替了自己的心，这类的人则是我们绝对不赞成的。他们实际上是有了一个畸形的自我，他对于世界、对于本身已经是不能适当地相接合。有时如果他能显露真正的面目，而不有何虚伪，恐怕还要引人注意，令人看得起些。

有许多做作是愚蠢的，最可怜的便是做作者自己哄骗自己，以为没有人能够看穿他的做作。一个人只要能相当的以达到自己的目的，便不要有什么做作。因此，你应当晓得你吐露自己的本来面目，比扮作自己的塑像实在要结果好些。

03 比出色更出色

"我是一个速记者，受过良好教育、速记很好也会打字，又能使一个办公室有秩序、条理清晰。做过四年事，做过几种工作，没有一个是失败的，也无一件是成功的。如果我说想较高一点的位置或是已得到另外一个工作时，他们似乎很轻松地便让我走。我从未被辞退过，从没有人寻到我多少错处，也从没有人赞扬过我的工作。我已往得的薪金有时比现在多些，有时少些。我似乎没有达到一定的目标。我知道我现在的上司是一个很随便而从不开罪于人的人（我想他有点怕女人），一定很希望我能辞职。在我未找到其他工作之前，我很想知道我究竟是什么毛病，为什么我不能做得好？然而我也并不是一个失败者。我相信也有无数像我这样的人。我愿意答复你对于我的任何疑问，我实在是想要晓得。——F. S."

像这样情形的，不过是许多人中之一。自有成万的女子工作之后，便发生一种新的问题：要矫正女性的性情成为商业的男子一样。有一部分的毛病，便是由这种原因发生的。

即使男子和女子同做一样的工作，他们做的方式也有不同。使自己的工作适合别人的工作方法，需要一种特别适应的才能。尤其是一个女子，而对方是男子则更难。

如果一个人并非完全不好，然而也不是顶好时，便应当知道自己是否有体格上的妨碍。假如是有的话，便先要设法补救。你是否完全健全呢？还是常常感觉到疲倦呢？你是否不能多出力，缺乏精力每每是不能得到较大的工作而且能胜任的原因。

这里便有一件如此的情形，但这是一个男子速记者而非女速记者。

"我是西班牙人。二十年前，我到美国来的。我是一个很好的速记者，我的英文和我的西班牙文一样好。我能赚三十五元一星期，这便是我赚得最多的。我一生总是疲倦的是我的消化力不好。假如我吃得少些，我便感觉好过些。若是我喝咖啡，我的手便战栗。我每天才只能做七个钟头的工作。中午时我时常要跑到家里去睡一会儿觉，然后才能工作。在工作完毕之后，晚上出来前，我也要睡一下的。我总是想睡。我曾努力想战胜疲倦，但是不能成功。如果我精神饱满些，我便快活了。——S. P."

这个人最大的仇敌便是疲倦。他是那些生出来便疲倦的人之一。哪个能诊治疲倦便是大医生！身体的缺欠总是难免的。

一般人常易忽略的，便是有些工作包括人与人的关系。兜生意的店伙计必须能适应环境，因为他要常常与许多人接近，不过对每一个人不必结交很久。至于工厂里的工人只要机械式地生产出产品的一部分，所以只要他的工作使工头满意，而他个人并无关系。

当一个工作必须矫变一个人的性格以适合另一个人时，这便是一个较于难做的工作。许多雇主告诉我，像这样有个人关系的工作，其难处是助手不能以雇主的眼光去工作，要用自己的去做，因此便使雇者不能满意，而感觉得阻碍滋扰。一个有个人关系的助手。其可贵的地方，便是他能节省雇主的时间和精力。这助手的工作不是一种独立的工作，而是别人工作的一部分，我相信许多人能够很好地维持他们固有的工作，但是不能去另做一种较大较好的工作，便是因为他们不容易去适合别人的习惯。一个女性的性情、兴趣、习惯必须去适合一个男性的，当然不相合的机会更多。那个女速记者之不适合工作，并非关于她速记的才干，而是因为女性的性格。

然而速记却是很普通的妇女工作。其所以如此者也有许多理由。此种工作所需的特性，是要对于细微之事能够专心注意。这像一种高等的家庭管理工作。这是要负责的，而且每天都是不同而每一部分是整个工作的一部分；许多的信件，便好像车轮中许多齿轮。但是这样的办公室是一个种活动的组织，是以雇主而进行的。一个速记者或书记能够随从雇主的计划，并能为雇主着想，他便能够推进他的工作。

如果这样的适应未能十分圆满时，则助手不但不能帮助雇主，而雇主反而照料助手。他心中总是牵挂着他的女速记者，至少有一部分。她便变成雇主重担的一部分，而不是推进的力量之一部分。假如 F. S. 以及其他若干像她的，能够把她们的工作不看为一种单独的工作，而是去减轻别人负责的工作，那么她们的工作便能抬高价值。像这样的速记者，已经成功不少了，只要她能再晓得一点秘诀，便可得到更大的成功。

04 你讨人厌吗

何谓讨厌的人？何以有讨厌的人呢？据说：能够忍受，是一种德行，也是一种训练。我们第一要表同情的是那些忍受讨厌者的人，而不是那些讨人厌的。

譬如甲乙二人，生就并不是来讨人厌的，但是甲对乙总是谈一些乙觉得无味的东西，于是乙觉得非常之讨厌。有人说，最普通使人讨厌的，是那些总是谈自己的家庭、自己的经验、自己的思想，以及自己的感觉、痛苦、解救方法、家中设备、游历、梦想等——而你则想告诉他关于你自己的一切东西。

这有一部分是对的，但一大部分是不对的，因为大概而论，甲（讨厌者）和乙（被讨厌者）各人的心智不同兴趣不同，而且组织也不同。

讨人厌者是心境窄的，这就是他所以讨人厌的缘故。他在一条很窄狭的道上作漫长的讲述。他不晓得别人的心智有许多别的兴趣。这不仅是心的宽度，而且是一种大的背景，包括许多方面，这是你的心智大体的组织和分配。人的心智要适当而均衡。

这种均衡的关键是极重要的。在你所储存的思想、计划、目标、兴趣等，有些是很重要的，有些是不太重要的。无论你是讲一个故事，下一个结论，举一个例子，辩驳一个理由，讨论一个计划，如果你有一种适当的轻重规划，则结果很清楚而有趣，如果无大小轻重之分，是一些琐碎的细节，则结果令人觉得平淡讨厌。前者是有计划的，后者是零零碎碎堆砌的。

讨人厌者是单调的，都是一个颜色，一种声音，一样的重要。他把到处都堆塞着不相称的琐碎。他不知如何删减，好像装满箱子出去野宴一样。他生就一个讨厌的心智。他或者是自己无法，好像无水之鱼，我们也只好让他去，好像奏乐的乐器让街头卖艺的人不停地奏着。但是如果卖艺的人发现这是很好听的音乐，那他便是一个"成了功"的讨厌者了——在他那范围以内是以他为度了。

有些人花许多精力来躲避那些讨厌者，这些精力本可用来做别的事的。我看见某次会社一班合宜的人谈得正高兴的时候，看见某人走进门来了，于是人人都是说家另有重要的事各自走了。这个人是以讨厌闻名的，他是一个长期不停的讨厌者。

不过讨厌的问题，讨厌者和被讨厌者两方都有关系。如果我们能培养很宽的兴趣，则我们不会常常觉得人家讨厌。一个心无材料的人自己也会觉得无聊。他不觉得各种事物有趣，因为他的兴趣很少，而且很浅薄。

那些常常追求娱乐的人，到影戏院去、开汽车、买东西、闲谈、恶作剧等，都是想逃避无聊之故。"我们现在干什么？"这总是那些闲散少兴趣者的问题，而不是兴趣很丰的人的问题。

再则还有一种在另一极端的人，就是那些疲乏了的。他的一切兴趣都满足了，他把人生的甜汁都吸收完了。法国人对于这种人制造了个很好的名字，名之为"Blase"；法国对于讨厌也有一个很好的字眼就是"Ennui"。

打哈欠好像是一种天生讨厌的表示。这在社交中觉得讨厌时是一种很方便的表示；而我们是怎样竭力防着打哈欠！这也是一种耗费的精力。

我们只能对于有些事物有兴趣，不能对于一切事物有兴趣，以致我们常常讨人厌，或者觉得人家讨厌，这实在是难免的。令人发生兴趣是一种很大的艺术，如果你的谈话能使别人有趣而不讨厌，是很可自傲的。我们大家都应当晓得讨厌是怎样的一回事，而后才晓得广泛的兴趣是怎样令人可爱的。

05 / 别对自己小气

为什么要做守财奴？这不是一个"再问我一个问题"的游戏，是一个关于某类人的天性的实际问题。悭吝看去似乎是一种聚积狂，然而实际上还要深进一层。悭吝也不是一种过分的节俭，虽则有些事的德行便是能介乎两极端之中。

一个挥金如土的人，他的装钱袋便好像烧了一个洞；一个守财奴，他的钱袋如果没有钳子撬，是开不开的。这两种人可说是属于两种完全相反的天性。前者是行为很公开，态度很自由，很容易结交人，爱谈、爱玩、爱笑、爱浪漫、爱娱乐，他是完全自动的，想怎样做便要怎样做的人。他是属于表现一类的人。后者是害羞、退避、踌躇，常常是沉默、远避、难于表现，一种自闭的性格。他算属于抑制一类的人。

你是属于表现的人，还是抑制的人呢？抑或是像有些人一样——两者的性格都稍许含一点呢？

守财奴多半是一个遁世、沉默、孤独的隐士之类。这便是他真正的毛病，他的悭吝不过是一种病征而已。守财奴不能算一个常态的人，比一个异常害羞，连看见自己的影子都害怕的人还要变态些。我们很可怜这种人，因为他心里还是想做一个别人样的人。这种人大半是独身者，因为他不能自然地表现他的爱情，或许他便找一个与他同样性情的终身伴侣。

我们喜欢别人慷慨，而不喜欢悭吝。有些守财奴，像害羞的人一样，也有一种慷慨的行动；不过当他们想要表现出来时，他们心内仿佛又有一种东西将这种行动止住了。有些人被称为"一毛不拔"的，然而最后把他的遗产捐为公共事业。他内心里本来是一个慈善家，但他是一个天性抑制的人，不能将他内心冲动表现出来。

假如一个人不能容易结交朋友时，他便以聚钱为乐，因为他也和其余的人一样，想要寻求一种满足，而照他天性所爱的去追求。更有一件我们喜欢的东西，便是权能和尊贵。金钱万能恐怕是说得太过了。金钱可以令人尊敬自己，因为金钱便是表示一种人生奋斗的成功。然而能够结交朋友，显扬名声，也是一种成功的表示。一个守财奴的天性，对于普通所以为快乐满足的事，却并不喜欢，于是追求一种合乎自己天性的满足。而他还得到一种别人妒忌他的满足。这种正如天天计算自己的金钱一样可乐。

守财奴也可由一种窄狭的习惯养成。储蓄固然是一种好习惯，然而守财奴变成了储蓄的奴隶。浪漫之所以使他心痛，是因为这会破坏他那种已经成为热情的习惯。守财奴是把目的和手段混乱了。这便是一般人常常所以失败的地方。一个常态的人总是发展他那种向外和慷慨方面的天性。适当的抑制对于一个人也是需要的，储蓄便是抑制。但是储蓄我们好的方面的天性，比储蓄金钱要重要得多。

慷慨算是美国人的一种特性。这是一种过快乐生活的好德行。这便是繁荣的国家所不可少的。不过美国北部的人，俭约的名声和乖巧实际的名声一样著名。只有明白金钱真正价值的人，才能使节俭和慷慨的天性平均发展。

这种毛病最大的根源，便是太过于爱金钱。会用钱的人便表示他的天性是坦白、正当、良好的。守财奴不是一种天性平衡的人。

06／有一种瘾叫作咖啡

世界各国食品中一种最普通的东西，不是食物，而是一种刺激品。法文咖啡叫作"Café"，意思是聚食的处所，即美国之所谓"Cafeteria"。平均每日每一百万美国人所喝的咖啡有五十万杯之多。但是有哪个人在白天想到或默想着"求上帝给我们这天日常需要的提神药"呢？在一六五〇年之前，欧洲西部还不晓得咖啡为何物，茶也大概最近才知道的。直到波士顿因茶商闹革命，北美殖民地成立美国时，茶的用途才比较普通。

虽然最初喝咖啡的是土耳其人，最初饮茶的是中国人，然而咖啡和茶是西方文化不可少的刺激品。从这方面看，东方并非自闭于东方，西方也非自闭于西方，大家都是同一嗜好的人类。咖啡是合乎人类心理需要的一种东西。

因此，我们值得研究咖啡对人类心智的影响究竟怎样。哥伦比亚大学教授贺林华思曾请了十六位嗜好咖啡的人，做了四十天的实验。咖啡中最重要的化学成分是咖啡精，普通一杯咖啡含有两克，而一杯热而浓的茶则含有一克半。不过想象有时也同药品一样。许多人喝了咖啡便使精神兴奋，只晓得这是咖啡，而不知实是咖啡精。所以贺林华思教授实验时，将咖啡另外制造了一下，使这些受试者辨别不出是否有咖啡精在里面，抑或有多少成分在里面。他在每杯咖啡中放有二克至六克的咖啡精，则其差别等于一杯至三杯。一小时之内便可发生影响，看药力分量的多少，可以维持一至四小时。

虽则我们不能确实晓得刺激的药品影响于脑力的究竟如何，然而在许多药品的影响，最初是兴奋，心思的加快，药力渐减后，精神便随着渐渐衰微下去，最后甚至陷入颓丧或者昏迷状态。一个狂饮者最初也是由酒精的功用之活泼兴奋，以后便酩酊大醉以致不知人事，第二天早晨还头脑昏眩，陷入颓丧状态。

然而咖啡的影响，却没有以上的情形，虽则咖啡的药力成分稍弱时便使人兴奋，稍强时使人昏迷。但是在许多人，一杯咖啡对于他们是无害而有补助，两杯是或者有益或者有害的，如果喝三杯当然是要妨害他的脑力工作了。空肚喝咖啡则影响较高。这便是何以有些人清早第一件事便是喝咖啡，以及有些人晚饭后要喝咖啡的缘故。

咖啡精对于肌肉的影响，也加以实验：如轻击时是否能够快而正确，能使手照着某花纹，行动时能够稳定等；再则咖啡对于脑力的影响，如认颜色、默算、答复简单的问题，此外还有复杂一点的工作，如对于某物或某事一种快的抉择、用打字机写文章等；最后还有对睡眠上的影响。咖啡虽然能减少疲乏的感觉，但是不能使手坚定。珠宝商人及外科学医生喝咖啡是不能工作的，而一个做夜工的新闻记者感觉到要睡时，可以喝咖啡使他继续工作。

但是喝咖啡还是要看人和药量的成分而定。高大肥壮的人比瘦小的可以多喝些，在适当限制之内喝咖啡并无多大的妨害，烟也是一样。在知觉有一种同样的变化，有许多男人（以及女人），因为感觉能力的差别，只能吸纸烟，而不能吸雪茄。

总而言之，咖啡大体上还不是一件顶害人的东西，不过有许多成年人及所有的小孩子最好不喝。对于一部分的人，如果所喝的是在适当的限度之内，则可有补助。其实这是一种心理习惯，而非食物习惯。从社会风俗及政治的关系看来，一般人之渴求刺激品，在人类舞台上实占很大的势力。

07 / 你是上进的吗

虽然我们有时在事件上会出现去继续做呢，还是不做了呢这类的问题，然而去做什么人或不做什么人并不是时常会发生的问题。比较普通的便是去打呢，还是跑开向前直冲呢，还是退缩？我们去寻求，去冒险——或者我们便避免和退缩。

至于我们注意的是那一方面，我们便应当为这两种不同性格的人各取一名词。奋往直前、热忱爱干的人是一类，畏惧、踌躇、退缩的人另是一类。前者是上进的，后者是保守的。这两类人又可称之为有扩张性者和有收缩性者。扩张性的人能够发展自己的个性和他的一生，带收缩性的人却只蜷伏在自己的壳里面。

当然在这两大类的人中又有小的分支，因为世上大多数的人不完全纯粹是属于某一类，而是大概偏向某一种而已。所以比较适当些的问题便是：你上进的程度如何呢？

　　"上进"这两个字，用在本题上，是比较过火一点。上进便是精力和野心的拼合，一种想做事的强烈的欲望和敢作敢为的精神。上进的人便是进取者。

　　有一种观念，以为凡是不能受人注视的人，便是意志薄弱的人，两组青年便受这样一个实验：实验者盯视受试者的眼睛，受试者同时做加法的算学。这种情景便好像平常挨近监视人，疑心别人不诚实一样。结果的差别非常显著，因为不上进的人瞬间眨眼的次数，比上进的人差不多要多十倍。

　　其次便是看注视对实验者做加法有如何的影响。不上进的人那种不安、惊扰、胆小和心乱的情状，比上进的人要多三倍。

　　最后还举行了一种比较猛烈的实验——便是触电。每个人先承受一次不强的触电，然后告诉他，当他做加法计算时，随时会受一种强烈的电流。其实他并不会受到，不过他时刻担心以为会，而害怕的心比那些神经过敏退缩不上进的人要少些，能镇静些。不过结果的差别，不及注视实验的明显。

　　像这类顶简单的实验，都将这两类人明显地分开了。十三个不上进的人中，只有两个的分数赶得上上进的人中最低分数者。除去上进组中三个最不上进和不上进组中三个最上进的，则每组中所留下的十个人，代表这两类人明显的分别。

　　不过我们要记得这是关于两极端的一种实验，因为我们是从每百人中选出十三个最上进者和十三个最不上进者：至于这一百中剩下七十人（这是代表我们大部分人的），恐怕你很难确定他们的结果是如何。更有一些实验表示有些退缩的人和那些上进的人一样可信。

总而言之，我们在应用时必须小心去做。这种所谓上进的性格是一种最好的特质，是任何事业成功的要素。每个人都知道有许多青年人，聪明能干，受过良好的训练，诚实，热心，然而却毫不能有所成就。他们并非"不好"，而是"不顶好"。你也是难寻出他们的缺点，到底是在什么地方。

实实在在说，他们的缺点便是缺乏一种上进心。我们还有一个同样适合的名称，便是缺乏启动力。他们没有自动的能力；需要人鼓动，而又容易灰心。无论你名之为上进心、野心、启动力，或其他名称都可以，总是给予人力量，握住成功之门的钥匙。

08 / **记忆也需要修炼**

大多数记忆力弱的人，以及许多医治记忆力的方法，有一种共同的弊病，便是将脑筋看作一个百货商店，以记忆为店中之一部，如发货部，而记忆力弱便以为是该部失了工作的效力。

实在说起来，人的脑筋并不是像百货商店那样组织的，如鞋子是一部，帽子是一部，锅盘是一部等——虽则有些人的心，好像记货部，内容是很复杂的。记忆不是一部，也不是一种工作，而不过是一种帮助思想的机能的名词。

如果一时骤然记不起一个人名，你便会说"让我想一想"，虽则你当时所谓"想一想"，便是一种追忆，大概因为你的追忆时常失败，于是你便以为你的记忆力弱。其实你这种失败，或许是因为在心理习惯上有别的毛病，特别是注意力不集中的缘故；因为追忆和注意是关系最近的。假如你开始没有一种清楚明白的印象，你当然不能希望长久记忆下去。有些人天生便有聪锐的耳目和精明的脑筋，凡是进入脑筋的东西，他们都能保存着。从这一点上而论，则一般的意见，大概都以为一个人的记忆力不能改进，正如身体的高度不能增长一样。但是你可以将你所希望于工作所必需的记忆力好好组织一下。想达到这种目的，帮助记忆力的许多练习可以有助于你。关于这个题目的书，皮尔（Pear）的《记忆和健忘》（Remembering and Forgetting）一书，要算最好。

记忆既然是你心智组织或工作习惯的一方面，所以你视为一种需要，一种珍品，因其能帮助你的思想；而一切思想，如一切见识一样，是有选择的。假如你不忽视街上的或商店窗里所看见的一切东西，你便不能好好地做你的事情，假如你没法记忆凡是你所看见的东西，你的脑筋便会成一个破船或杂货摊子。我们要记忆我们所需要的，便不能不忽略其他的一切。你最宝贵的是要你对于工作有良好的组织。

我们对于记忆的组织忽略了这一点。我当然记得一切相熟的人的姓名，但也不必去记忆我所坐过的所有火车的名字，那种记忆对于我是一种累赘。我也不喜欢去记忆历史上我所觉得不重要的年代，虽则记人和记日期是一种很有趣的记忆游戏。脑筋训练是个最重要的问题，而记忆训练不过是附带的一部分。

当然，做一件事最要紧的，是要对于这事一切的步骤，一步一步地留心。例如焙烘一个馒头，你便须先学习和面粉、揉生面、添火等，才可以做一个好馒头。因为如果这一切的步骤不能一步一步地做得恰当，馒头便会做不好，不过思想和焙烘的步骤却是完全组织不同的。

因此，你应当仔细检查一下你整个的心理习惯。你是观察还是心不在焉呢？你平日注意的习惯是粗心马虎呢，或还是好像一盏灯一样呢？大概而论内外是专心的呢，还是爱开小差的呢，还是心不在焉呢？对于这方面，恐怕你只能随你的脑筋连用的习惯，而使之适应你的工作。然而组织和方法是重要的。组织的记忆在相当的范围内有许多益处，然而这许多益处，很少有人应用于实际的工作上。

如果你对于这个问题，限制到单独的一种工作上，你便会看得清楚些。如"读书的方法"便是这类的一种很好的问题，讨论这题目的，有许多很好的书。由读书的方法，你可以得到一种训练脑筋的方法，其中还包括记忆的训练。其他一切的工作，也是同样的。

09 你容易受欺骗吗

"不要信任你的知觉"是一个很愚蠢的忠告，因为在许多事情上，必须要依靠知觉的。"同时用别的实验，并要依靠一个专家"是一个很聪明的忠告，因为由实验和专家帮助你可使你更详细了解自己。如果你的感觉器官生来是好，再加以训练，必可变为精明，而一切的人都可以受相当的训练。

一个专家能够辨别很精微的分别，是普通未受训练的人辨别不出的，一部分是因为他知道如何看，一部分是因为他能实际去观看，感觉察听一种异点。这种异点是在平常人的眼睛、手尖、耳朵上忽略了的。当你第一次用显微镜或望远镜时，你所得出的很少，你必须慢慢地学习看细微的部分。

此外，还有一种重要的分别，你对于你的事物，有概括的印象，同时也有详细的观察。像一个银行职员手中虽然很匆忙地经过许多票子，一眼便可以注意到稍带疑惑的票子上去，他虽然不知道是什么地方可疑，然而总觉得看起来是不同的，如果是一枚金属钱币的话，他便可以看得出这钱的光泽或成分是不对的，由敲打的方法也可听出不是正当的声音。一张票子颜色或感触便使他知道是不对的，他对于一张伪造的钞票起先是有一种大概的印象，然后去察看几种特别的记号，如钞票的条纹太细、太规矩，从印刻、打记、号码上，他也有许多的方法去看出来。他见过无数十元钞票，所以心上便有一种标准，知道哪是真的，哪是伪造的。

但是如果论到一张支票上个人的签字，他当然不能完全记得所有存款者的笔迹。有时他甚至被欺蒙而接受一张伪签字的支票，当然，所签的字总是大同小异的，如果你有好几个签字要辨别时，最简单容易的方法，便是这些签字的笔画形式总是没有很大的差异的。用手写的东西比机器印的东西，差异的地方当然多些，但是有些波纹上，机器可以弄松，使这些波纹像人手写的字。凡是用机器打的东西，误认是手写的因而受骗，这实在是咎有应得的。

如果说到辨别桦木和桃花心木，是不能用尺量或打记号的。只要对于这两种木质有一种普通的印象，便容易学会去辨别它们的分别。一个修理旧木器的专家，只要在房子走过便可以从桦木中认出桃花心木来，并且还能知道哪种是墨西哥的桃花心木或是非洲的，以及这种木板是从哪部分木干上斫下来的。

上述种种，可以显明我们由知道觉得的印象像一张整部的图书，同时还有许多细节，有些是可以衡量的，有些只可以得着一种正确的概念。总之，差不多没有一种职业不需要辨别真伪和才能。即便是一个医生，查看了一个受了伤要求赔偿的人，也要细察他是真的受伤，还是假装的。

我们现代的生活，每日接触的事物很多，所以需要很好的观察能力。许多价值珍贵的宝石和已故的名画家的名画，都有模仿赝品造，以极便宜的代价，去骗取别人一笔巨款。"认清商标""谨防假冒"在许多广告上都可以看到的。但是如果你受过一次欺骗，出过一次冤枉钱，便可以使你辨别假冒，不再受第二次欺骗。

我们现在文明进步的世界，充满了假冒品，至少每一个人在他日常所见所要买的货品中，应当训练有辨别真伪的才干。他应当做到一个会用钱的专家，正如对于心身的舒服有专门训练。当然他不能在每件事上都成为专家，恐怕要在好几件事上成为专家，也难做到，因此他应当知道什么时候去信赖一个专家。现在这种纷乱的世界是需要各种专家去使世界前进的。但是从另一个方面看，假如世上没有这许多人做出许多欺骗的事情来，我们的知觉便不必训练到如此敏锐。

10 聚光灯的满足

　　假如突然有人问你一个问题，而你自己是一个心理学家，必须马上给别人一个答复，你就只能冒险暂时先给一个答复，以后再加以考虑。我忽然被问的一个问题便是："什么是人类最爱奋斗的？"我的猜想是："去受别人重视。"你的答复是什么呢？

　　像其他一切重要事情一样，将自己看为不凡的心思是发达很早的；可是当目的已经达到时，又似乎是觉得并不受别人尊敬。婴孩在家庭中可算容易受人重视了，在他的小天地中，他是最高贵的。但是不久当儿童已经懂得要人重视时，他便觉得自己似乎太被人忽略了。于是他便要做点事情去吸引别人的注意，他希望在那件事中做一个中心人物。"我做这件事！""现在你看我呀！"人类的心理都是希望有人看见。许多人相信儿童之所以不肯吃东西，是因为顽皮想使别人注意，以为快乐。在其他各种行为上，他们也表示这种态度。当男孩子们学当兵玩时，大家都是大将、首领，而没有小卒。

　　在各种事上我们都想自大的，然而若是没有别人的帮助，我们自满心理也不能得到完全满足。自大的表现方法有各种各类。例如甲是一个规矩，有成见，严肃，不爱亲近人，爱装饰的人，他用这种行为和态度表示他的尊严；乙为人总是表示一种匆忙的态度，因为他要使你知道，他的时间是如何宝贵的；丙却常望着他的许多信件，口里抱怨说这些信件真是害人的东西，其实他是想要你知道，他是何等重大的人物，有许多人多写信给他；丁便喜欢时常谈论他的好友汤姆、亨利，等于是反映他的地位是很高的。

至于官衔、职位，尤其足以表示自己的重大。参将、会长、经理是颇能惊人的；再没有比指挥发令等事可以显扬自己的尊高能干了。徽章、制服、演操等，对于属你指挥的人，可以表示你的高贵。权力越小的人，越爱表示自己的尊高。许多人羡慕一个关卡的人，因为他放你过关或阻止你的权柄，他才是真正的重大。旅馆的账房或是招待客人的茶房，也给予你一种尊高的印象。差不多使你觉得这旅馆完全是属于他们的。有管理升降机的人，虽然只故意把机手稍迟留一下，也使你立时感觉他们的重要；因为所有一切的，无论是如何伟大的人物，在这些管机器的人未同意之先，大家都不能上到自己高贵的办公室去。

报纸是一种显扬重要的机关，世上许多人都尽力想在社会栏、商业栏、体育栏等任何栏要扬他们的名声。然而真正伟大的人物，却又尽力地使人不能与他接近，由此而显出他的重要。你要经过许多一层一层的官员，才能达到最上一级重要的

长官。此外如前代装银的高车驷马、现代的银行支票、辉煌的
汽车，都是表示高贵的工具。这是人类最喜欢的一种游戏，有
些固然是有价值，然而大多数的实是无价值可言的。由这种天
性可以表现，因为要得生活上实际的满足，我们是如何需要旁
人来陪衬，而显扬自己的威风。然而人之一生最重要的还是忘
尽一切虚荣努力向前去，不顾所谓的是否伟大或不伟大。

想要高贵的，我们仍旧是在不满足的线上，因此之故，于
是有些人便想比其余人更为高贵些，因之世上必须要有一些平
凡的人去陪衬那些伟大的人。如此，生活才能恢复一种平衡的
状态。因为每一个人在他范围之内，总有表示他重要的地方，于
是每一个人总可以得到一点自大的满足，即使是很小的。

一个人在世做人真正的试验，是看他所认为的标准是什
么。假如我们能认识清楚，哪是重要的和哪是不重要的，我们
便是走上精神安适了。对于事，能有一种正确的眼光，才是真
正的重要。

11　告别曾经的自卑

你的思想能影响于事实到何程度呢？信心何时可以移山
岳，何时甚至可为小土堆所阻呢？

当然，我们可以因思想过虑而将烦恼加深，犹如将小土堆化为山岳一样；同样，假如我们用一种宽怀的态度，也就能减少阻碍，将山岳虽不致化为小土堆那样小，也可化为可以跳过的煤堆吧！思想的能力是贵乎去做和不做，然而同时还有一定相当的界限，对于不可能的事，而抱一种麻醉的快乐，希望哄自己，那就实在太愚蠢了。

不要把眼光看得太小以为世上的事情不过如此。假如你是如此，你便会受乐天安命主义的害，而不讲奋斗主义；弗洛伊德说这便是神经和心理不安适的起源。

你不能因为穿了高跟皮靴，便可以将你身心两方面都提高起来，你也不用一种公式便可以做到的。暗示是一种用得极广的好治疗法和健康补助法。用你全身的自信力去跳过每个沟渠，不过在你未跳之先，应当用一点眼光去选择沟渠。假如你是十分有把握能胜利，你便不会顶努力地去干；假如十分清楚自己一定会失败，你便觉得这是不值得尝试，去得一种不好的结果。从人类心理上而言，你是在踌躇过胜与过怯之间，这也就是实用心理学之所以为一种很精神的科学之故。

人类最普通的一种错误，便是易于走极端，你以为有些事物可以因乐观和自信力而促进不少，于是你便以为这是至上的好策，作为你的人生哲学唯一的方向。你以为一切的成功，都是因着热烈的信仰、坚决、努力，这实在是一种走极端的错误。现在的世界，不需要人在播音台上催促人往前奋斗，而实在是需要适当的友谊的引导，教人如何去尝试。

高尚的理想，正直的意志，要成功的决心，都可有帮助的。但是夸大的自欺，不顾一切阻碍一定公式的欺骗，却是成功的阻碍。所谓"新思想家"无非就是根据旧道德，而趋于极端。聪明的思想是比新思想好，因为新思想中有许多是错误的。

因此，我们得到一切不堪忍受的失败的感觉，以及一种以前未料的失望。"在生气蓬勃的少年人的字典中，似乎没有'失败'这个词。"然而在中年人的灰色字典中，似乎满字典都是"失败"这个词。一切真能批评自己的人，似乎觉得他一生的大失败，淹没了他许多的小成功。

自觉卑下对于伟大的成功，实在是一种真正的阻碍。维也纳的爱德勒博士（Dr.Alfred Adler）的心理学，便完全根据这种理论。他相信一个人内体上有什么缺欠，便可以作为一种起点，然后真正的阻碍便是自卑的感觉。这种自卑的感觉无论是真的——如种族上或宗教信仰上的成见——或完全是想象的。

12 神奇的内分泌

我现在正在研究内分泌腺，很怀疑究竟是否对。有些人很确定地说，我们的性情是由我们的内分泌腺所规定的。这话是否便以为我们对于自己的行为，没有管束的能力呢？请你解释一下。

一个学心理的学生

完全不是的。这意思就是说，你身体的某部，你的血液循环，你的肺部能力，你的消化，尤其是你的神经系，你的腺液系，对于你的性情和才能的形成，每部都各有一种重要的特殊的影响。最近学者研究的结果，以为那些内分泌腺所发生的影响，都是以特别情形而定的。

一个健康的人，内分泌腺的能力不是有确定的影响。使我们像木头人一样，以内分泌腺当线一样来牵引的。打一个比喻，你的颌腺下有一部分权柄决定你的高矮；然而同时还有许多别的因素也有一些影响，决定生长。你当然不能改变你所遗传的体格，但是你可以使之发展到最好的限度或是忽略之。

你的身体有一个心，如同你的心有一个身体一样。你是心身合成的。或许你还不止如此，不过科学还不能说明。你思想用你的脑筋。脑筋受了很重的创伤时，思想便停止了；创伤不很重时，思想便可错乱。然而你的脑筋仍是你身体的一部分，由血的流动而进行的。犹如胃部需要血一样。如果你流血，便会发昏；如果血凝了，你的思想会昏乱。但是你的脑筋是自然界中最复杂的一个东西，其作用制裁是极复杂的。一部分脑筋是由腺液制裁，这些腺液之中，有一个很小的，位置在颈项前面，叫做颌下腺，是一个作用很神奇的器官。

一个患痴呆症的人便是一个低能儿，一个身高高不过四岁的小孩，心思也和四岁小孩子一样，然而缺乏一切一个四岁小孩应有的可爱的地方。痴呆症的人便是一个愚弱、可怜、像四岁小孩的动物。但是如果他吃了从羊体内取出的颌下腺，他便可以再长高，形貌也能更变为生气活泼。他的舌头不会再垂出口外；他的头发和手也不会像以前粗糙；他会开始表示一些知觉和兴趣。他可以变得好，不过不能完全像常态的人一样，因为他或许还有别的毛病。但是从无论哪方面说，他是一个改变了的人——他先天所缺欠的已由人工补充了。因此我们知道颌下腺的内分泌，对于常态的发育是必需的了。

经常在妇女中，发生改变性质的病态。一个本来聪明，有精力、热心和同情心的女子，渐渐这一切特性都消灭，而变成愚笨、不关心、不努力、无快乐、无忧愁、无惧怕。还有头发脱落、皮肤浮肿，而变更其原来的组织。颌下腺液可以使这种病态复原。"从来没有一个仙人挥动他的魔杖，而发生这样大的奇迹，因为第一次服药时病人便有起色，而在相当短的时期内，便能复原，再成一个有健康皮肤、头发、心思、性情等的人！"迈尔森医学博士（Dr.Myerson）说。这就是医生相信一个以物体为主的心理病，颌下腺真是一种神奇的腺液。

这种腺液的变化，不仅是痴呆症和缺少此种内分泌的病症而已，也有许多人的颌下腺过于活动，所出的腺液过多。他们便好动，消瘦，心跳得非常快，战栗，食物起化学变化，不眠，性情易反复无常，不能坚定和自制。如果这些现象时常发现，颌下腺便特别胀大，而变为鹅喉。若是外科医生能移去一部分腺液，使之恢复平衡，病人便可以霍然痊愈。然而假如腺液移去太多，太少的腺液病征又会发生，而又需多吃额外的腺液了。

还有一些人是不爱动的、不能努力的、愚笨、无精神、做事怠忽等，这便是因为缺乏颌下腺液，尤其是年轻的姑娘。补充腺液可以得到医治。更有一些人，他们的颌下腺并未过于活动，但是他们容易兴奋、喜乐无常，过于运用情感。这种行为便是歇斯底里，或许这种病与腺液的活动有关系，也未可知。

颌下腺不过是这些神奇的腺液中的一个。它们在人生舞台上，能形成或主使人们这些角色。别的腺液，包括性腺液在内，行使不同的功用，而都与其他生长的变动有密切关系，住不同的年龄而活动的。

常态是要依靠内分泌的平衡，内分泌的平衡如果被搅动，便产生身心方面各种毛病。因为我们是随着内分泌的缺乏而衰老，因此而发生一种希望，想变换我们的腺液而返老还童，这种思想一般人早就想用奇特的方法来成就的。腺液的研究在心理学中也是很重要的，关于这问题的其他许多方面，还是有待研究的。

13　为梦所扰

我并不是迷信者，但是有一件使我不能忘怀的，便是爱注意到我所做的梦。我以梦为一种预兆，当我梦见有可怕的事情由家里对我发生时，第二天我非要出去走走不可。我常有这种感觉，假如我这样做或是到何处，便会有什么事情发生，我不能禁止我自己不去想。总之，我相信我是容易恐怖的。我如何可以克服这种烦恼呢？

忧虑者

我没有多少像这类的问题，我接到的多半是概括的问题，例如你相信梦吗？梦可以成为事实吗？但是我相信像这类的问题，都表示同样的心情 —— 一种不安心的恐怖，在梦中以为是将来的预兆。在心理健康上，这当然不是一种好的现象。在各种病状之中，最好的消毒品，便是对梦有种理论方面的见解，因为梦是一种很有趣味的心理学，我可以用许多事实证明。

如果一个人做了一个可怕的梦，梦见生盲肠炎而被送去开刀。一两天之后，身上果然发生疼痛。这便是因为这种痛苦最初发生时，已在梦中感觉到了，故会做开刀的梦。

一个在加拿大野外的工程师，做了一个不好的梦，梦中似乎觉得他全家的人都死了。这梦使他第二天难过了一天，恐怕是因为难过的缘故，他每晚都做这同样的梦。他不能心神安定地过日子。他虽然不是一个相信梦的，然而他不能禁止自己不烦恼。因此之故，他便决定老远地跑回家中去看看，而全家的人都是健康平安的。如果每一个人做了这种情形的梦，或其他情形的梦之后，有完全的记录，这种记录每次都是与事实完全不符时，便可以使无数的人，不致为他们的梦所烦恼。

若是你跑去问一个心理学家，他可以详细分析你的梦，而告诉你所以做这种梦的缘故。这个工程师是不满意家里对他的态度的。他晓得家里的人对于他，觉得他可以在事业上做得更好，不应当跑到很远的地方去工作。因此家里来的信便使他感觉痛苦，他恨不得他全家的人都离开他才好；这种思想因为不会实行，稍许变态地使由梦中表现出来。他之所以为这个梦而烦心，是因为感觉一种自疚和不安的缘故。

还有一件事是讲到一个女学生参加一个大学的辩论会，凡是和她同一边的，各人袖上挂一个小红盾牌。那天晚上她便梦见她的母亲死在床上，有一块红色大盾牌钉在墙上。这个梦当然不算稀奇，因为她母亲本来病得很重。因此之故，她回家去不由自主地将她的红盾牌钉在墙上。后来母亲死了，她感觉母亲死的原因一部分是她促成的，以后她终身不能忍受看红的东西。这样她把梦和现实相混在一起，使得梦成为生活的一部分，而影响了她的行为。

梦有时很清晰，如果梦中的事实与心中所想的相符，便使人感觉这是已经产生的事实的一部分。一个疗养院的监督，因为有一个病人逃回家去，杀了他的妻子，然后自杀了，便责备自己。在审判时他承认说有人警告他不可给这病人特权，应允他出去。但是这不过是他做的梦。这个病人的悲剧使他感受极深的痛苦，以致不能工作。由事实而成梦，便是因为他忧思过度，感觉这是他的罪过所致。

一般健康的人是不会将梦看得很重要的。我们会说："这不过是一个梦而已。"如果提到一件可怕的事，你恐怕会说："我不会梦见去做的。"意思便是说，即使在梦中你绝对不会做这样的事情的。然而在事实上，还是你日间的行为不会去做，恐怕你晚上在梦中却会去做。

弗洛伊德以为凡是一种思想与欲望是我们下意识想做，而实际行动不会去做的，以为这些思想或欲望做了是妨碍道德，有时便冲破这种阻碍在梦中实行出来。所以有许多弗洛伊德派利用一班神经昏乱者的梦去测验他们惧怕的心理，这种心理正如鬼怪一样，日间不敢出现。

以上这种解说也有一部分真理，能够解释何以梦有时会成为事实，本来这梦是无意识的。大多数的梦是不会成为实际的，它们不过是给予日间一般忧思过度的人一种机会，使他们在梦中可以自由表现。如果你能以这种理智的方法去解释梦，你便可以不会再惧怕梦，以为梦是不好的预兆。为什么不去梦些可喜的梦，实现时便可以令你快乐呢？

14 / 依赖性能治愈吗

依赖性有什么医治的方法吗？我现在所说的并不是指那些旧式的妻子对于事务的可否、银钱的出入，都要依赖丈夫的决定那种依赖性。她们似乎已经得了医治的方法了。以我自己而论，我也是要管理我自己的家政，并且我管得很好。自从我死了丈夫之后，便入商界做事。我现在在某百货商店管理一班女店员。我一生对于买物品的经验很充足，常常感觉凡是一个店里，只要有一个对于情形熟悉经验充足的店员，其他的店员遇着任何困难的问题，便要去依赖他。现在我遇着这种同样的问题，有些女店员这方面是不大行，但是假如我辞退她们，我又觉得请不到较好些的。这便是依赖别人的一种坏习惯。凡是有人想问什么事，这些店员一定是推移给别人。我应当用什么方法使她们自己运用脑力呢？

百货商店某部经理

　　这是一个很急切的问题。并且这个问题不专限于百货商店和店员。如何去铲除这种依赖的劣根性，教育是非常重要的。在儿童时代，这种性格是天然的，母亲的围裙带时刻是被他们拖住的。有些人之所以有依赖的习惯，是因为没有人教他们，要他们自己去奋斗。在古时候，女人依赖算是一种好德行，别人都希望她们能依赖，而她们也就顺从这种习俗。但是普通的依赖性，实在是一种特别养成的习惯。或许这些女店员在她们支配自己的时间和娱乐上，非常能自立。许多人是特别去运用自己的脑力的。因为去问一个懂得的人，当然比由自己去研究出来容易多了。

　　这种习惯对于教师，尤其是感觉苦恼的。假如一班之中，有一个聪明的小孩，他便会被一种富于依赖性的同学，不断地问问题。这种事所以看得严重的缘故，是因为流行太普遍了。这种习惯开始得很早，犹如树上的柔枝弯曲时，连树也扭弯了。这些女店员的依赖性，在未妨碍她们的工作之先，一定在好几年以前就养成了。

至于说到医治一层，我还不晓得有什么特别的方法，因为这种习惯尚不为一般人公认为一种不良的毛病。但是在训练青年健全心理习惯中，有几点可以帮助改除。自立便是保持精神安适的一部分。常用的教授法多半是问答法。实际上说起来，自动的研究法还要好些。养成这种自动研究法的一个方法，便是让自己问自己问题，又由自己去寻出答案来，"再问我一个问题"现在应当改成"再问你自己一个问题"，并且由人生的路程上，是没有这样的书的。所以现代的"新教授法"只出问题，学生必须自己去寻出答案，并且还鼓励他们可以自己发出疑问来，要能自设疑阵而自去破除。每个人都应当养成自动的心智。

不过同时我们也应当记得，我们的脑海好像百货商店一样，每部的行动方法是各不相同的。一个人在某件事上能独立，某件事上是依赖别人的。这里有一个例子便是如此：有一个女人，在工作上她非常独立，她所做的是一种社会事业。她能自己计划，自己实行。因为在她工作中，别人都要依赖她。然而回到家里，她却是属于那些专门对母亲喊的："那件衣服如何的了？我的妹妹看见我的伞没有？某人请你打个电话好吗？他是什么电话号码呢？"她的工作习惯和她的家庭习惯在脑海里是不同在一部的。假如她能够将她的工作习惯也应用到家庭习惯上，她便可说是一个完全自立的人了。

还有一个医治依赖的方法，不过恐怕对于雇主和分部经理会产生错误的，便是依赖骄傲。应当常常自己觉得，凡是去问别人你自己可以解答的问题，是一件可耻的事。问无知的问题便是表示你的愚笨。你应当养成一种不问自知，和靠自己去研究的自满。当然遇着特别重大的事情，还是应当去请教经验充足的人。你当然不可过于闭塞，完全不敢去问别人，专由自己薄弱的知识去将事情弄错。

一切良好的习惯便是不走极端，而能适乎中。去学习你所不知的是教育上第一步，但是却不是最末了的一步。某人写了一本《有头脑是一种道德上的义务》，这题目很有道理。尽力发展你的智力，正如尽力约束你自己的行为，同是你的义务。假如你能使这些女店员感觉她们的智慧，和她们的面貌一样自满，这个问题便可以解决了。

这个问题实际还是态度的关系：我们对于事情的态度是如何。一旦独立之后，那些有依赖性的人，便会去自己运用脑力了。至于其他的恐怕就无药可救了。工作的一种价值，是能够训练人有负责和独立的心志。在安提亚克大学（Antioch

College），学生都是半工半读的，作五个星期的书，这种训练便是要使学生在工作上能独立，而同时又能完毕他的学程。在现在这种事务纷繁和要负责的世界上，很少的地方是能让依赖性存在的。

15 "差不多"先生

在一切伟大荣耀的感觉中，最使自己感觉满意的，便是能够帮助人于危困之中。人类最大的呐喊便是"帮助呀！帮助呀！"这种呼声扰动了所有无论挂红十字架或不挂而爱帮助别人的人。但是世上有许多事情，虽然你是极力想尽力，可是爱莫能助，同样还有一些去帮助而失败的事，你便自谦地说："我实在做不到。"这类爱莫能助的事，我们只好委之命运所使然了。世上的人是不能完全完美无缺的，我们必须能学习知足的生活。

无论何人对另一个最后不得已说的一句话便是："我实在对于你是没有办法了。"因为我们不能帮助。有一班人在精神病专家眼中看来，没有办法就是那些"差不多"的人，他们是在精神安适的墙外边。

"差不多的人"是一本书的书名，内容谈论一般只能做到差不多，而不能做到顶好的人。这类人特别是指智力在中等以下的，一部分是智力不全的；不过这个名词还可以扩大，去包括生存竞争失败的阶级，例如贫民。世上没有拯救贫困的方法，同样精神的贫乏也是无法拯救。

那些精神病专家或医治精神的牧师，如能带着满装药方的口袋，去散布给那些有精神贫乏病的人，那便快乐了。我们所能希望的，就是只能想了同样救济的方法，让他们自己帮助自己。

把许多"差不多"的人比较起来。无论他们彼此如何不同，但有几点总是共同的。大家有一种感觉，总以为自己可以做一种较好的事业，大概是一种多用心智的职业。他们也常常提出某一点或某一种不对的地方，是阻碍他们成功之途的。这种阻碍便是"差不多"——这是唯一需要铲除的阻碍，而后各事能直行无阻。每每所差的一点，或者就是不能专心，因为我们多少都感受一点不能专心的痛苦。因此专心便变成一种可羡慕的东西。不能专心自然使我们想到这是一种阻碍，应当改除，然后才能得一种医治。

从现代的心理学说，专心便是精神安适最主要的成分。假如一个跛者告诉你，如果他能够走路时，他便是一个完全的好人，你当然也十分同意他，而愿意尽你的力量去帮助他，使他像一个普通人。世上有无数的跛者，同样也有无数各类精神残废的人，更有无数的医生，愿意尽他们毕生精力去帮助他们。不过有些病人，医生将"差不多"三字放在他们脚上了。但是神迹是办不到的。因此，跛者还是只能继续撑着拐杖而行。

关于"差不多"病状的困难，便是他们错在什么地方很难辨认清楚。他们不能认识什么阻止了他们心智的前进，像普通一班成功的人前进一样。这种阻止他们之处是影响他们整个身心的。他们做事不能层次清晰，又不能大胆冒险，无论他们所说的阻碍是如何，他们的弱点便是一个"差不多"。

"差不多"有许多种类，但是不能分得很清楚。有些是患着轻的精神缺欠，大多数的病根非常之深。解救的方法，最好是为他们计划一种整个的生活，这种生活只包括简单的工作；不让心智的弱点有应用的机会。只做我们所能做的，是一种很有效的方法。如果这种计划能应用得当，"差不多"的人便能成为一种比较有用的人了。因为他们只是"差不多"或是近乎"差不多"，由训练可以将他们从一班平凡的人中救出来。

16 / 做自己的主人

一个五金店可说是一个人类施用伎俩的陈列所，然而这种商店实不是人类可视为荣幸的东西，因为一切的铁锁、铁钉和其他器具，是阻防梁上君子的。确实，这是一种花费很贵的防贼设备。

假如没有人有偷窃的冲动，一切防贼的设备则都等于废物；如果我们不感觉这些器具的需要，我们便不会去制造它们。每次当你发现了一种人类的需要时，你便摸着了一种人类的天性，我们所以需要这种五金器具的原因，是因为有些偷窃的人想用一种容易的方法，去逃避工作而得到安乐。最讨厌的是为得一个贼人，其他的人便都要发明一大堆的防贼器具。一个单独无人看守的汽车停在路旁，需要汽车外面的一切机器防守着它。

现在诚实人之少，正如现在门上的锁匙之多。我们对于诚实必须有很响亮的警戒，因为在我们生活之中，我们所遇见的试探太多了。"不教我们遇见试探"，仍旧是现在日常很需要的祷告。一个美国北部的五金店主卖了一把很上等的铁锁给一位主顾，以为锁船之用，然而这位主顾心里觉得这锁还是不顶结实。"锁钥不过是预防诚实的人。至于贼，虽然把你的船用锚索锁了，他还是可以偷去。上锁的意思，不过是表示这船是属私有的。"我们许多的关闭和锁钥，不过是减少试探而已。

诚实也如清洁一样，是有等级和标准的。"清洁近乎神圣"的意思便是说，注意衫领清洁的人，他们的生活也多半是圣洁的。许多人连做梦都没有想到要做扒手，然而他们有时却撒谎，或是欺骗，或是去占不正当的便宜。毛病便在我们未能发明一种器具，防止他们做这一类的事情。一个由习惯养成诚实的人，比一个承认诚实为最好的政策的人，是要平安得多。我们都是依同样普通的习惯和同样的规律而生活。甚至在盗贼之中，也是有诚实的。盗贼团体也和商业股东一样，大家都以至诚相待的。

银行的职员整天地交易银钱，而很少受试探。因为他们虽则也和其他的人一样，想赚几个钱，不过这种钱一定要由诚实得来。虽则这些人都是诚实的，银行还是免不掉要做一些囚禁的器具，使之成为一种捉贼的防备。我们最贵重的东西，都是放在保险箱里，这种箱子比五金的锁链，更是花费些。

物品的意义，就是表示我们人类的行为和信仰。五金店或银行的意义，便是一种诚实或不诚实的教训；并且也是一种表示试探非正式的展览会。然而我们也有许多门并不上锁，所以长大的小孩子，有许多诱惑的东西并不能诱惑他们了。报纸能用信托的方法放于大道上，任人自取自买，是很可喜的现象；然而水果摊子却不能照这种政策而行，又使我们有点扫兴。一个中学或大学能在考试时用"信任制度"是很可幸的。每次当你经过一个试探时，你便是经过一种诚实的考试，久而久之，你便能行之于不觉了。不过当试探很强，而心智软弱的人难于抵抗时，我们不得不在五金上花钱了。如果锁、击钉、门闩，成为废物时，世界便成理想的世界了。

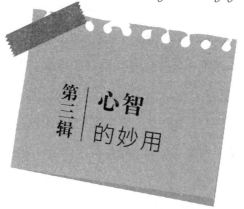

KEEPING MENTALLY FIT:
A GUIDE TO
EVERYDAY Psychology

第三辑 | 心智
　　　 的妙用

01 好奇害死猫?

达尔文因为好奇心的驱使,将一些不伤人的蛇放在一个纸袋里,然后抛到动物园猴子槛的角上,看这些猴子怎样。立时一个一个的猴子挨次跑到纸袋那边,向袋里瞧,看后吓得赶快跑到铁槛的另一角;然后又慢慢地来瞧一下,又吓得跑过去。它们的好奇心胜于惧怕心。

人类也有同样的心理,不过较为复杂。有些人是惧怕心比好奇心强,有些人是好奇心比惧怕心强。而且有时我们对于各种奇异的事情,同时起一种好奇心与惧怕心。

对于一件事,好奇心推你向前,惧怕心使你退后。这是自然的构造使我们如此的人类最初一种惧怕和好奇的行为,是完全由很强的一种天性驱使,惧怕的行为便是畏缩、哭泣、躲藏、逃走、禁避等。好奇心却使你注意,使你向前,使你观察,或许还使你对于人或物,表示一种亲近或抚爱的态度。

一个婴儿的好奇心比他的惧怕心更是容易引起,不过要引起惧怕也是容易的。瓦特生博士(Dr. Watson)的活动电影中,出现有许多婴孩和一些动物玩耍,如白鼠、兔子、小猫、小狗、白鸽，甚至蛤蟆和蛇。因为这些动物的形状、感觉，吸引起婴孩的注意。但是如果这些动物，有些突然粗野的举动，如蛤蟆之跳跃，或是一只狗或猫很粗蛮的扰搅，或是一只很大的或爱吠的狗等，都能消减婴孩的好奇心而引起惧怕心；而且假使婴孩被另一方吓过之后，便不容易脱离惧怕而恢复他们爱玩的本能。保姆很容易使小孩胆怯的。假使你能利用这种儿童天性的好奇心，去引导他们怜爱动物，便能防阻许多无谓的惧怕。然而好奇心也是必须正当引导的，不可引起无谓的搬弄或破坏，而应引起有目的的实验。

达尔文所实验的这些猴子，也和许多儿童一样，表示一种畏缩的好奇心。成年人是同时为惧怕心所镇服，为好奇心所推动的。因此我们便用许多苦心做成许多技巧，以满足这种心理。这便是游戏场中的乘火车的游戏、升降环绕机和急射机等，使人得到一种平安的震惊。你便由好奇心的驱使去尝试在这些羊角道上滑车的推撞、急旋等味道是如何。在平坦的道上慢慢推动，是不会使人兴奋的，推撞得很凶，速度很快，以致使人吓得喊叫、呼吸急促、心脏跳动，都是能吸引人的。这样他们便情愿花钱，而且不久他们又再去惊吓一次，或者直到吓惯了为止。

何以自然要造成如此的人类，也是有道理的。新奇的事是可吸引人，而好奇心可以引人得到智慧。你对于新奇的事物何以要小心，或畏惧退缩，也是有道理的，便是因为恐怕有危险。凡是熟悉的便是平安的。然而新奇和生疏却很难有固定的界限。一个婴孩和他的母亲或保姆在一块很安适时，如果一个生疏的人跑来抱去，便会使他哭泣。然而有些儿童并不认生。年龄较长的儿童对于室内新设的东西，更是喜欢搬弄，新奇的东西吸引小孩是因为熟悉的已失掉玩耍和惊惧的兴趣的缘故。所以新的玩具总是受儿童欢迎的。

无论哪件事只要你已熟悉会用时，兴奋的兴趣便会减低。假使你从来没有坐过飞机，你的好奇心便使你想去尝试这种滋味，然而同时你还是有点惧怕。但是对于林白上校，坐飞机便如你坐火车一样的感觉得普通。你可以问问自己，是你的好奇心大，指使你去坐飞机呢？还是你为惧怕心所克服而打消坐飞机的心思大呢？

在这种好奇和惧怕的起伏中，有些好奇的人对于外国的食物是想选择新奇的；然后另有些人旅行到外国时，却说他们不能吃这些异地的饮食。中国酒店要想发达生意，就必须设法引动那些好奇的人。探险的人好奇心比惧怕心强，爱老守家园的人却正是与之相反。但是多半的人都同时含有这两种心理，一方面你愿意在家，一方面你也愿意有个机会可以改换环境：大概说起来，主张自由的人和保守的人，其所以不同，也是因为此种心理的差异。

02 行为论

这件事是由一位和蔼而精明的精神病专家所察看出来的，事情是关于一位女性。她说她和她的丈夫是如何地彼此相爱，从表面上看他们也确是如此。然而当她说完之后，这位精神病专家注意了四点破绽：第一，当她丈夫离开家后一星期回来时，她忘记迎接她的丈夫；第二，她梦见她丈夫受了伤害；第三，她有一种习惯，喜欢将结婚戒指取出取进；第四，如莎士比亚某戏剧里有一句很威严的批评："这位夫人太反抗了。"

如果你的行为表白出来，你便用不着言语来说了。第一点表示她对于丈夫是漠不关心的；第二点可以认为是她心中潜伏着这种思想的欲望；第三点是一种行为的表示，表示她想自由；第四点是表示她好像那些害怕的人吹着哨子，想极力鼓起勇气来一样，想用言语来掩饰她心中的不快之感。确实，她是与另外一个男子发生了恋爱。

这种行为分析的研究，是弗洛伊德发明的。他相信人类常常是以这种露马脚的行为，露出了自己的真实情绪。这种感觉潜伏在我们上意识的下面活动着；而我们尽力地将这种感觉压下去，因为觉得这是一种令人不快的心理，是应当要抑制的。假如我们不当心防范时，便随时爆发在行为上了。忘记到火车站去，是含一种动机在内的，她实际上是不愿意去，至少无热忱想去。做梦照弗洛伊德说，是一种被压制的愿望而形成的幻景。过于反抗是很可疑的，正如过于请人原谅，实际便是谴责自己。

凡此种种都是我们下意识不知不觉的表现，使我们的思想发泄出来，好像一个被禁止的猫儿出来一样。像这样的行为很多，假如我们是精明的，我们便可能识破出来。如果某人这种行为太露骨了，我们对于他的话，无论是称赞或是自谦，总使我们难于相信；或是他的行为不自然，似乎有所隐藏的地方；或是其他地方使我们疑心；等等。假如他的行为更明显是有意的，我们便说这是一种虚伪的行为。

我们照着弗洛伊德的理论以人类在清醒时及睡梦中的一切行为做线索，去考察他们真正的心理，到一种什么程度，尚不能十分确定。这种解释的方法确是有几分真理的，能从平常琐碎的行为看出重点来。弗洛伊德是很乐于将这种原则应用于自己和他那种事业上。他说他有两把钥匙，一把大而圆的，是用以开精神病疗养室的门，另一把小而平的，是开他自己的房间。他有时不知不觉地用房门钥匙去开疗养室的门，但是从未用过疗养室的钥匙去开房门。他结论说：他有一种下意识或私心的欲望，感觉得家中的舒服，而愿意做治精神病的工作。并且又说，有些医生亲察病人回家之后，忽然记起来有几处没有去；大概会发觉出那些被忽略的病人，是那些诊费拖欠的病人。把这些原则推论太广了，也是不对的。有些善忘、做梦、语言和行为的不留意等，是可以用这种理论来解释的，但是并非一切的行为都能解释。不过此种理论证实了普通所谓行为比说话更有力量，并能解释行为之何以然和所以然。

03 看魔术的快乐

小孩子看见魔术家能从高帽子里拿出来兔子来，从天空中拿出来铜板，将你的手帕烧一个小洞，又使之复原，将小至于名片大至于美人，都弄得不见了，而这一切只要摇动他的魔棒就便够了，因此小孩子非常崇拜魔术家。但如果你是一个成人，你便知道这都是假的，是一种手段而已。魔术家只尽他的责任做戏法，其余都是你的心灵作用。

说明一个戏法，便知道你和做戏的人是如何相连有关的。一个魔术家用他的手杖从看客中收集一些纯金戒指，跑上台去，用一把枪将这些戒指击碎，塞入枪里面，然后将枪瞄准一个悬在木架上的盒子放一枪，于是拿出盒子来打开，拿出一个较小的同样的盒子，又拿出一个同样更小的，最末了，从顶小的盒子中，便找出原来的那些金戒指，毫无损坏，并且每个戒指上还系上一点礼物奉还原主，于是大家都拍手赞扬。

实际上魔术家所做的，和我们眼所看见的完全是两件事。这金戒指由各人套在魔术家用右手拿的手杖上，当他转回台上去时，他将这些戒指倒在右手掌上，而换左手拿杖，同时将左手里自己所预备的戒指圈上。他击碎的便是这些戒指。当他的助手递枪给他时，他便乘人不备将真的这些戒指交给助手，让他在台后去预备。在放枪的纷扰中，助手偷偷地放一张小桌在台后部。魔术家在这桌上打开这些盒子，你看见第二个盒子是从第一个里面出来，第三个是从第二个里面出来，第四个是从第三个里出来，因此你便会确定以为第五个——最末了的一个——装金戒指的是从第四个盒子里出来的，然而其实不然。第五个是从这张小桌的桌面下抽出来的，因为桌子有一条边缘遮住了，不致使人看见，而且其余的盒子也都是为遮住别人的眼目而设的。因为你不是一个变戏法场中的人，你也不会想到这些做作，因此就被蒙哄过去。

如果魔术家叫你上台去，用一个盘子盛八块银圆，叫你去数，然后告诉你要你张开两手，他便将银圆倾入你手掌之中，这时银圆已成为十六块了。你一定会觉得稀奇，以为他能够将一块银圆变为两块，再也不会想到这个盘子是夹底的，下层也装了八块钱，倒时便一齐都倾泻下来。

像胡迪尼（Houdini）这样的魔术家，不怕苦心经营，想出一种方法，使人或马忽然不见了，或更换位置，或是一个人用铁链捆缚，放在水中，而自己可以逃脱等。他是现代魔术家中最有名的一人。以下一段故事便是他说的。

有一次，他被法国政府差遣到埃及去款待那些阿拉伯人。他戏法之中的一种，便是使一个箱子能重能轻。这是由一个放在台下的吸铁石使之如此，关掉吸铁石能力的一把钥匙，便在他自己手中。一个勇武的阿拉伯人跑上来举起这箱子，但是第二次胡迪尼将他的魔术棒在箱周围绕了一圈之后，这阿拉伯人便再也举不起这箱子了。这个戏法使那些阿拉伯人都拍手赞叹。第二晚他改变他的戏法，说他能使一个人变为有力，也能够拿走一个人的力气。这种戏法也是和从前一样，由吸铁石使然的，但是吓得这些阿拉伯人都跑走了，因为他们不敢和一个这样有大能力的人同住在一个帐幕里。他们从来没有见过吸铁石，也不知其功用，他们是由所看见的而感觉惊奇，并非由明白真正的内容而感觉稀奇的。

一个魔术家的戏法是能令所有不同年龄的儿童爱好的。你晓得这是一个戏法，但是你不晓得这戏法是如何变成的。你情愿被一个会变戏法的人欺哄而感觉快乐。尤其较小的儿童喜欢戏法，因为他们相信有些的确是真的。小孩子因这些戏法而感觉快乐，也使魔术家感觉快乐。

但是对于阿拉伯人，他们是相信一个人可以有真正的魔力，而他们可以用之去对待别人，情形便严重了。因此这次胡迪尼的戏法，便不成为一种娱乐，变戏法使一般人去信仰巫术是古时常用的。扶乩的戏法可以显出两种人的心理，有一种人便以为是真的，而相信有鬼的存在。对于另外一种人便晓得这是一种魔术家的游戏。相信与不相信，全是由你的心情而定的。

04 / 你能感受到他人的注视吗

许多人相信他们是能够的。这是一个很古老的信仰，假使你生在几百年以前，有这种注视人的习惯是不妥当的。你便会被人疑为一种行巫术的人，有一对魔力的眼睛，去用注视的方法压服你的仇人。甚至一个教皇都被疑为有这种凶毒的法术。这种思想在许多年以前，有无数的人相信，而在现在如果我们过于相信，我们便说是迷信。然而这种事实还是存在，不过它们不至于在你每日的行为上表现出来。我们现在不焚烧巫术的人，也不诅咒巫术的人了。巫术与无线电、飞机等不同，它是属于另一个世界。

还有一种很有趣的思想，也是大家所相信的，便是你常常会有一种很奇怪的感觉（在一个礼拜堂或会场中的时候），似乎觉得后面的人在注视你的背，因此使你回过头去看是否果真如此。有些人相信他们确实能用注视你的方法，使你回过头去，希望你看到他们。他们实验过多少次都是如此，所以他们对于这件事毫无疑惑地相信。

因此，斯坦福大学（Stanford University）的戈尔（Gover）教授觉得这件事是值得用实验方法来整个地实验一下。他问过一千三百个学生，每百个女学生中有八十四个相信这件事，而每百个男学生中有七十四个。这些男女学生都是挑选了来的好学生。假如对于这件事是以大多数的意见而决定，则是肯定的了。然而科学研究的结果，只要有一票反对，便可以打倒其余一切的投票。

所以他们便实地实验。先让受验者坐在房间的前部，将背向着注视者，然后一个注视者或一群注视者便开始工作，他们预备了一些信号去指挥这些注视者，信号一换，大家都必须闭着眼睛不去注视，而想他们所爱喜的风景。受验者有一个簿子，每次十五秒或二十秒钟之内，如果感觉到自己是被注视时，便在簿子上写下一个"是"字，如果没有这种感觉，便写下一个"未"字。

如此做了一千次。假如有五百次以上的这种印象或感觉或冲动是对的，这种事情大概总有一点道理在内。假如只有五百次是猜对的,便没有什么道理。他们实验的结果,只有五百零二次。这表示完全是一种纯粹的猜想!所以结论便是:没有道理在内。

假如再详细点实验,当你十分相信你是对的,你便写下一个"A"字,不是十分感觉时,便写下一个"B"字,照此类推,觉得自己完全是纯粹的猜想,便写下一个"E"字。这样做法是否你所觉得十分相信的次数比不十分相信的次数对得多些呢?然而实验的结果,却并没有大的分别。所感觉的信仰在事实上并没有一点根据。现在还有一个辩驳:这种感觉的能力,当然不是人人所能做到的。你必须身体无毛病,对于许多人相信的所谓"波动""辐射"或"影响",必须知觉灵敏。所以这种人有学生和一些专家能做,他们用一种学术的方法,去应付这种心灵的能力。但是他们的结果,并不比其余一班做注视实验的人好。

对于注视的迷信,可从以上的实验而推翻了,其他各种不易实验的迷信,也可以由此类推。但是一般而论,为什么五个人中总会有四个相信这种事体呢?从心理方面解释,当一个人在礼拜堂或会场中,大概对于上面的进行觉得无趣味或心神不安,而有一种自我的感觉,因此转头望望,常常便和别人的眼光相触。但是你却只记得和别人眼光接触成功的次数,而忘记未成功的次数。再则每个人都是如此说法,似乎觉得相信这种事体更使人生有趣味些。

05 心境与工作

当你的感觉舒畅时，你的工作成绩便好些吗？或者你仅仅以为是如此，因为你工作时快乐些，不费力些，你的心境能表现在工作上面吧？这当然是一件很难断定的事。你是用一件事去对抗测量另一件事，而这都无一定的标准，既无心境的标准，亦无工作的标准。

譬如我在一根直线之中做一个记号，我假定这记号代表你平常的心境，就是你既不感觉比平常舒适，也不感觉比平常坏些。又假定线的极下端，代表你心境极不快的时候，不过你仍能工作，只是感觉不舒适而已；假定线的极上端代表你精神最安适的时候，是你感觉非常愉快时。你今天的记号是在什么地方呢？是在心境低压的这头呢？还是在精神舒适的那头呢？低压得非常厉害呢？还是稍许低压呢？比较你昨天的记号，你是加高了分数呢？还是减低了分数呢？关于人的感觉，曾经用体格检验的方法来对照过，如血压、脉的速度、握手的松紧、知觉反应的程度等。但是从体格方面，还是不能确定一个人的感觉出来。

　　至于工作，如果是很简单而有一定的程序，我们可以测量出工作的成绩来，犹如我们用砝码测量货物一样，不过不是如此的机械标准，因为有时即算最简单的工作，也还是有品质的差别。堆砖块和钉板条，你可以数砖块的数目和板条的方码，但是假如你工作得太快，你或许会弄出毛病来。

　　简单的脑力工作——如画一条线等于某标准线，敲打一分钟，尽你最快的速度数各种颜色，加四行两位的数目，由某字联想起另一字，说出某字反义之字——这些用脑力工作，就不像数砖块或木板那样简单，不过若把错误都修改之后，便可有一种大略的标准。

　　如果是这样测量了，是否当心境愉快时，工作便优良些呢？是否心境和工作是携手并行的呢？大概而论，这种并行是很少的——如此之少，以致我们可以说，心境不适时和心境愉快安适时所做的工作，是差不多的。不过如若心境和工作稍有关系，那么，大概心境较好时，工作要好些。

　　不过有一件事是很确定的。当你觉得你的心境（实实在在）是在平常情形之下时，你便格外努力一点，而这种努力便侵入了你的感觉。此种努力使你的工作前进，达到平常状态。当你感觉愉快时，你便松弛一点，因此你的工作也是平平，不过你说你的工作容易做些。加之，这些实验，你晓得你是在受考试——你有一种好像是比赛的感觉，而不是做平常一类的普通工作。

假如你的工作不是一种可以用数量衡量的，而需以质量计算的（普通两者都有），则分数的结果并不能得出一个完美的答复——甚至高尔夫球都是如此。分数不能表示你的击打的技术，你是稳重或轻浮，你是容易击中或难击中，分数上都看不出来。

然而我们的心境，并不能完全表现我们实在的情形，以为心境愉快时才能工作；太容易服从心境的感觉的习惯，是可以酿成精神不适的；不过太不管心境的感觉，也不是一种好办法。健全的政策，也与其他事情一样，是不要太过或是太不及。我们不可让心境去专制工作；但是我们可以利用心境来帮助我们的工作。在这种适中的方法中，就可以得到精神安适。

06 /**最佳状态**

优良的工作是根据两种情形而定的。第一种是看你的生理和心理的健康：在这方面你应当养成一种生活的习惯，建造一个健全的身心。这样，你是根据你天赋的身心尽心去改造的。第二种是良好的环境：你的目的便是要使你的环境能够帮助你的工作，得到优良的结果。这两种情形，对于精神的健全都有重要的关系。

在优良环境和不优良环境之下比较工作的效果，有出人意料的结果。桑代克（Thorndike）、麦吉尔（McGall）和查普曼（Chapman）曾经研究气候的关系对于简单脑力工作的影响。他们实验的结果，便是假如你决心要做好时，虽在一个极热、潮湿、沉闷、停滞的空气情形之下（如屋内温度为八十华氏度，潮湿为百分之八十，和不流动的空气），仍旧可以做得很好很快，如同在一个极好环境之下，最舒适的天气，温度只有六十八华氏度，百分之五十的潮湿，和容有每人四十五平方尺的新鲜空气的环境是一样。

由以上结果，结论便是些微的感觉不舒适，对于工作的能力或是实际工作是无妨碍的。在不优良的环境之下工作，你必须加劲地努力，还使你感觉不舒服；但是假如你是真正努力，你还是可以做得一样的好。大概而论，凡是当热而潮湿的气候升高时，工作便自动松懈，而我们便以为应当有一个假期。所以上述的学者以为夏天放暑假的习俗（尤其是劳心的学校），实在是一种成例的关系，并非一定需要的。因此我们应当认识清楚，优良的工作实由我们对工作的态度和决心而断定，不是由环境所断定，因为我们可以克服不舒适的环境。

以上不过一部分的事实，大半的人总容易受环境的影响，我们每每借故天气太热而停止工作。我们总想舒适，这或许是因为我们平日太舒适的缘故。在冬天我们的房子实在是太容易设法弄得极温暖，而在热天却无法将房子一样弄得极清凉，因此我们热天便觉得比冬天难受些，而心境的感觉难受，便是工作的一个大障碍。现在的电扇可以消除心理上的难受，而可使我们开始工作。

然而习惯的关系犹大。美国人在欧洲各国不温暖的房子里是受不住的，北美的人冬日在南美是感觉太冷的；而欧洲人也嫌美国的房屋、旅馆、火车太热暖。知觉也可说是对于工作优良的一种无形帮助，因为我们对于外界环境少有分心，则我们的工作必比较优良，我们能忘掉环境如同促动机一样。

各人感觉的不同也有大的关系。有些人是需要有刺激的天气，才能做出优良的工作；有些人对于酷热和潮湿要比旁人感觉来得难受，因此工作效率便减低。他们的不舒适的感觉比较大，他们是容易感受而难得忘记的。关于各人对于冷的感觉也是一样。年老的人爱抱住火炉，便是因为他们对于严寒的抵抗力比少年人弱。不过天气对于简单工作似乎没有妨碍，然而对于复杂用脑的工作则不然。工作的品质是一个重要的因素，有时我们必须在一种刺激的环境之下或某几种适当的环境之下，才能做顶好的工作。

因此我们不能把在一种情形之下的检验结果去应用于普通

情形。然而我们仍可以推论，有时我们起一种不愿工作之心时，便以为是受不舒服环境的影响。这种环境是一种心理上的影响，而并非影响于实际的工作。最重要的还是要心理的健全。我们要能养成一种能力去抵抗引诱；不过论到这一点，也还是有一定的限度：超过了相当的限度去干，也是不值得的事。以上所说的一切，足以解释锻炼心理健康是一种很精细的艺术。

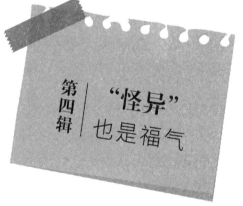

KEEPING MENTALLY FIT:
A GUIDE TO
EVERYDAY *Psychology*

第四辑 | "怪异"
也是福气

01 被饥饿掌控

饥饿是一种很有趣的感觉，口渴和疲倦也是如此，因为它们像其他自然的要求一样是一种需要的符号和象征，但每种却各有不同。

饥饿、口渴和疲倦的感觉，与脑筋的中枢都各有特殊的联络——它们从不会因纷扰的缘故而给予你一种错误的感觉。需要满足的感觉和实际需要的本身的关系，是值得研究的。这些需要的统制便是意志训练的一部分，在心理健康上是一个很大的问题。

如某人能够在超出寻常之外不吃不喝而不觉精神颓丧，或是在应睡的时间能清醒活泼做分外的工作，这不能不说是此人的一种特殊长处。如果这些嗜欲是按规矩满足——当你疲倦的时候便能休息睡觉，醒后即精力恢复。假如你的食欲不振或吃得过多，或是不应当饥饿的时候而感觉饥饿，或是你睡眠失常，或是你过于疲倦、过于兴奋、过于忧虑，而不能安眠，或是你总是昏昏沉沉不能得到清醒的时候，这一切便表示你心理健康的衰弱。要在需要和满足之间保持一种适当的关系，便是心理健康所应达到的目的。

在这些需要之中，饥饿要算最易观察的感觉，为我们大家都早已知道，有时胃部过于饥饿，便要引起强烈的紧缩。生理学家曾经用有管的橡皮球吃入肚内去实验胃部紧缩，这种皮球吃入肚内时不致引起胃部的难受。受实验者在他感觉饱时，便叫他按实验器的按钮，则发觉饥饿时，和胃部的紧缩同时发生。因此当你胃部紧缩时，你便得到饥饿的符号而感觉饥饿。这种符号即使在睡梦中也一样的表现，由此可见这种动作纯粹是机械式而不自知的。

没有一个人能够禁止这种胃部的紧缩，虽是用力想或是闻见食物的气味，或看见食物，也不能禁止，但是稍许吃一点食物，或是液汁，或甚至咽唾沫，都能停止胃部的紧缩，而消除饥饿的感觉，还有触电、延长工作，或是读兴奋的小说，也能停止这种饥饿的紧缩，它们使你集中心思而忘记了肚皮的饥饿。

普通每次饭后经过三四小时便起紧缩。每一次的紧缩延长三十或四十秒钟，这样继续不停止直到肚子又得到食物为止。

以上所说的便是饥饿感觉的动作，但是心理上感觉饥饿的逼迫尤其强烈。我们都知道一定要吃才能生存，缺乏粮食的恐惧，驱逐人到一种绝望的地步，因需要不能满足、感受饥饿的痛苦，而酿成要求面包的暴动。

心理学家坎农博士（Dr. Cannon）说："饥饿是种很专横、很难过、很痛苦的感觉。迫着人类情愿犯罪以减轻这种痛苦，甚至在文明社会中因饥饿而实行杀人为食的恶俗。也有许多人因而自杀。这种在胸下部和腹上部的难受和痛苦，对于人类的行为有很大的影响。"如果我们想管束这种饥饿的要求，使之在文明社会上不出常轨，就吃时有味，不当吃得过度，而我们也就晓得这不是一件随便的事，然而有些人还是能够压制饥饿，能绝食要求，以反抗无公理的锢禁，虽饿死而不悔。

食物和工作的关系应当特别说明一下。饥饿可以令人精力散漫，我们时常觉得没有吃饭之先，不能安心坐下来工作，或是快到吃中饭的时候，我们的工作便迟缓下来，或是假如我们工作许久而未吃食物，便感觉昏沉扰乱。在另一方面，吃食物无定时的习惯也是一种很显著的放纵姑息所养成，其结果不是缺乏营养，而是对于食物太关心。养成不能自制的习惯。

未吃食物所感觉的不舒服，不在胃部而在脑部。我们会用实验证实劳心的人，在努力工作之先，略吃一点东西。当胃部开始紧缩时所做的脑力工作和当胃部平静时所做的脑力工作相比较，其结果表示微饿可以增加用脑的效力。

许多人在吃饭过后便想睡觉。动物园最寂静的时候，是所有的动物都刚被喂过食物。现在重复再说一遍：心理健全的规律便是需要必须满足，但不可过于放纵。

02 被疲倦侵袭

与疲倦奋斗是日常的战争，并且是很难战胜的。时间不住地往前进，你是抵挡不住了，于是你便心疲力倦地睡眠了。

疲倦是表示你身体内的精力汽油已经不多，不过这种报讯不过是机械式的而已。它从神经系报告你的脑筋里，虽则大概是对的，但有时也是靠不住的。你可以感觉非常疲倦，其实你的身体并没有到这种地步；也可以不觉疲倦，其实你身体却是非常疲倦了。尤其假如你的疲倦作用毫不准备，你便能信任它的报告。

疲倦是属于精力的一部分，在身体各组织中算很重要的一部。你的精力表现的形式是值得研究的，因为它决定你做事能力如何。有些人的神经系统很稳定，但是不很敏锐；有些是起伏不定，一时兴奋，一时衰落，然而在前进的时候总是精神兴奋的，后种是较老而原始的形式。儿童和原始的人都是如此工作。

有些人对于日常工作非常有规律，差不多可以随着表做事；而有些人却是非常无规律，好像一个燃纸灯器一样，你从来说不定他们什么时候是在工作。假如我们要把工作适合于个人心理，则有些工人是可以论工作之钟点付薪金，有些却只能以工作之成绩付薪金。

有些疲乏虽是由于过虑，但真正工作过度也还是有的，确实有些人是天生疲倦，自己不能克服过来，并不是说着好玩的，他们的疲倦是无可救药。假如一个人能够知道自己是哪一类的疲倦，一定是很有趣味。如果你是一个健强的人，你便能在疲倦的时候睡觉，精神恢复的时候清醒，一定的时间内工作。但是或许你是一个得着无可救药的疲倦的人，对于睡觉也疲倦，吃饭也疲倦，寻快乐也疲倦，思虑也疲倦，那就没有办法了。

你的胃部和你的精力是有密切关系的。假如你在用精力的时候吃东西，你的食物一定不会消化。当你疲倦的时候，一切工作器官都出常轨。脑筋劳瘁便是缺乏精力的年久疲倦。脑在夜间所恢复的精力不足供给你日间的需要。你或许感觉早起时比晚上要睡之前还要疲倦些。对于这种状态的人，休养是唯一的药方。

有一次，一个疲倦的纽约商人跑到芝加哥去，因为他有很重要的事情要做，觉得要变换一下环境或许有益于他。他本来预备三四天之后便回来的，但是这几天之中，在他不睡的时候，坐在旅馆的回廊上像一个木头人一样，然后慢慢地每天花稍许时间想他所要办的事情。十天之后回到纽约来，他觉得自己完全恢复而能工作了。这一次他被迫的休假恐怕省了一个月休息的时间；而在实际上他不得不如此，因为他的机能失效了。我还知道一个例子，是一个病人停止工作而休息了八年之后，他的病便好了，现在照常工作。

其所如此的缘故大概是这样：假定你是过于疲倦到某种程度暂称 X 时，你便应当得到称为 Y 时间的休息。假如你有两个 X 的疲倦，你便应有十六个 Y 的休息。这虽不一定完全都对，意思不过教人对于自己的疲倦有数倍的休息就是了。

这并不是说当我们最初感觉疲倦时，便必定要如此。假如恐怕我们不能养成忍耐的能力。加之我们疲倦的再次发作，不仅只有第二次，并有第三、第四次的。你是尽你储存的精力而进行的。不过最要紧的，是要你晓得你还有储存的精力可用。

最稀奇的是当一个人病已很深时，而他自己甚至一点也不感觉疲倦。他的错乱的疲倦组织已经不能发出警告的讯号。假如你的精力的交通是非常有规则的，它便能发出一种"绿色"，感觉叫你"前进"，"红色"感觉叫你"停止"，在这两种之中，有时还要射出一种"黄色"，感觉叫你"小心"。遵照这些符号，你便能平安向前。还有，如你知道工作的能力如此，便不要去超过它的限度。

03 / 失眠时的心理

震惊世界，第一次飞越大西洋成功的林白上校，降落巴黎，在群众欢呼拥戴之中，他第一件需要便是睡眠。因为在他飞行的过程中，有三十三个小时没有闭过一下眼。

芝加哥大学有二十五个学生，里面有三位女同学，他们因为要研究失眠对于心理上的影响，像林白上校一样，大家一晚不睡，有三个两晚不睡，整整有六十到六十五个钟头。他们在未失眠之先、失眠之间以及失眠之后，各受一次实验。在晚上，他们消遣长夜的方法，便是走着读着，跑到戏院里去，以及做各种兴奋的事。他们所受的实验是简单的用脑工作，如读书、乘数目以及肌肉的动作，如瞄准、轻击和挤压等。他们实验的成绩拿着与一班常睡的学生比较。

平均的结果是：如果是照这种简单无变化的工作而论，失眠之后，工作的效力并未见减少，不过其间增减的高低很不定，最初效力似乎是因失眠减少了，其后又突然有种新的能力增加。一夜未睡的人都是如此。如果你问这些情愿为科学牺牲的青年感觉如何，他们大半都呈显著的疲倦感觉，不过不是全体如此，他们经过这种实验，要费一番很大的精力，不过费力的程度也各不同。实际上，这种实验对于那班有照常睡眠的人，反而觉得讨厌，而那些失眠者则不得不努力来对付。

在失眠的时间，心理经过一种向外赔偿的态度，你感觉得不如平常舒服，因此便用一种例外的精力将之弥补复原；你在责任呼唤之下，催促自己向前。做夜间看护的也是有这种感觉，不过他们将这种欠缺的睡眠用日间短睡弥补。这些受失眠痛苦的人，病状多半是昏沉欲睡的状态。失眠之后，对于精神身体方面的反应如何，要依你的神经组织而定。

睡眠也有不同的等级。故事上有说兵士在行路时睡觉的。如果失眠太多，不是靠长时间的弥补，而是要看睡得如何熟去弥补。故事上也说到，在战争时许多失眠的兵士，经过长时间尚不能复原的。他们的病状分脑昏症、癫狂症、精神错乱和虚劳等。不过有了一次很酣熟的睡眠之后，他们又复原了。由此可见，我们的脑筋做最难最好的工作的那些部分，是最易疲倦或失眠的，脑筋受伤之后，你便不能工作最好，不过可以勉强维持做机械的工作，以后越来越难，直到你不能工作为止。

很侥幸的，林白与昏雾、雨雪奋斗最难的一段，是在旅程中的上半路程，末后的旅程都很平安容易，那时他想着成功的希望，便无论如何能坚持到底了。人的脑筋都有一种能够打破惯例去应付别的事情的能力。英雄之中，这种能力，尤为显著。

04 性格气候说

当我们稍觉不舒服时，总喜欢说这是天气的关系吧？然则雨、太阳、酷热、严寒，究竟对于人生的性情、工作有多少关系呢？

天气从广义上说就是气候，而气候和文化却有直接的关系，如埃尔斯沃思·亨廷顿（Ellsworth Huntington）在他几本书中都说过的。还有很明显的证明便是当叙利亚和埃及很兴旺的时候，它们当时的气候比现在衰弱时代的气候，要有刺激性得多。北极的生活仅仅能单独求生存；热带的生活只能懒散偷安而已。有些人从冬日严寒夏日酷热的地方，迁到温带像加利福尼亚省时，觉得他们似乎住在天堂里一样。

各人对于气候的感觉各有不同：有些人是气候与他们不发生多大关系，他们能在任何气候中生活；有些人觉得大半的气候对于他们的舒适是仇敌。气候不仅是一种常研究的题目，也是一般人常拿着谈话的资料。马克·吐温这样说："人人都爱谈天气，但是却没有人想努力改造天气。"

有些心理学家曾经为天气做过一个实验：丹克斯特

（Dexter）教授的结果，虽是三十年以前所得，然而仍旧能应用于今日；因为从那时到现在，人类的性情和气候都没有改变过。他的实验是用统计的方法，结果得知长期和平均的气候。用这种方法观察，时间既很长久，则甚至极细微的分别，都是有意义的。

丹克斯特教授还有一个专门记载不幸的事件的表，看它们是否随温度或气压而升降，如学校旷课、品行不端、打架、精神错乱、自杀、死亡、犯罪、银行书记的错误等，以上这些都是不受欢迎而想避免的事情。普通大概说起来，它们在酷热的天气比较盛行，酷热是容易使人行为倾倒的，而潮湿也是如此。这些不幸的事件多有别的原因，不过天气却是增加事件的懊恼而助其决定事实的 个最后因素。

不好的天气消耗个人储藏的精力，因此而扰乱心理的平衡。莎士比亚的戏剧里这样说："天气很热，我们皮肤都生了许多痱子；假如我们相遇时，大家难免不发生口角；因为这样酷热的天气，正是在扰动我们发狂的热血的。"我们对于不好的天气还是略有一点办法，我们可以在最热的天气停止我们吃力的工作和奋斗。我们可以寻出一些加重这种难过的原因。不通风和空气沉滞最妨碍心理的安适，因为它们减低了身体的安适。现在关于户内气候问题，我们可以有人工制造的空气。电扇可以使空气流通而减轻不舒适。以前我们依赖日光，现在我们用人工制造太阳灯去照皮肤，而激起它们的自然功用。此外如日光浴、日光室都盛行，由此可知身体健康与精神健康是如何密切的关系了。

虽则有外界的这一切影响，个人心理学家对于天气关系也很大。心境是不可免的，但是我们不可过于顺从它。我们不应外界下雨或室内暗淡，便愁眉含愠。多少我们应当克服气候，超而上之。因为这种微小的不适便过度烦恼，是损害精神健康的。

一个脾气很重的人，是很难逃脱其牵制的。而这些能够不受天气影响的人，对于那些受不住的人，也不可过于责备。酷热影响于人的感觉犹大，因为它确实使人难受。自己当心一点是最好的方法，因为狂风暴雨总是难免的。所以我们不应当屈服于不测的气候，正如不屈服于难料的疾病一样。

05 / 笨蛋是培养出来的

一个新闻记者如要说另一个记者的坏话，便说他是一个生而无知的天才，不然的话，他何以能在短促的时间内，吸收许多的材料。这个笑话的意思，实际上并不是指真正的无知，因为无知是一种反面的意思，表示缺乏学识——不过这笑话可以实用于愚笨。因为愚笨并不一定缺乏学识。

如果我们想想，就晓得这种愚笨的例子是非常之多，而我们很少加以注意。愚笨在人类中已经是很普通而最不值得的一种东西，而世上还有所谓"养成的愚笨"，这种比真正缺乏智慧的人还不应当存在。

在养成的愚笨之下，潜伏着一种心理的迟滞，简单一点说，便是太懒得运用思想了。在可能时，总是叫别人替你想，"让乔治去做吧！"由此我们的独立性便渐渐地失去了。有许多人问问题，并不是因为急于想得知识，不过是想省自己一番力气。他们的需要不去由自己工作出来，而依赖别人的施舍。假如他们长久沉溺于这种习惯，他们便成为心灵的寄生虫了。

有这种习惯的人特别的多。假如你问一点比较出乎普通的货物，甲便问乙，乙又推与丙，恐怕只有柜台后面的一个女人运用脑筋，其余的人便也都用她的，因为她们觉得比用自己的要容易些。这种习惯便走到养成愚笨的路上去。

现在游历是很普通的，旅行家可以告诉你：当他们问一个地方，在本地的居民，如五个之中能找到一个，不论年轻或年长的能告诉他，那便算幸运了。"养成的愚笨"也不仅是乡间有的东西。一个教师参观一个纽约繁盛区的一个私立学校，询问招待员另外一个也在纽约城内的学堂，但招待员却说他从来没有听说过这学校。其实这两个学校同在一条街上，一个是二十四号，一个是四十八号，两个设立的年代，都是很久了。

这恐怕一部分是天生的缺憾——平常不留心的缺憾。有些人从来不会随意留心的，他们所看见的，只是他们心里所要看的。这话似乎说得太过分，然而确实有这样的事。某大学有一个学生对他同屋说，街上一栋房子从街这边移到那边，挡在街上，他的同房却说不知道。其实他每天到学校去时，经过这条街十几次之多。

养成的愚笨，种类很多，造成的原因也各有不同。如缺乏好奇心、心理的惰性、依赖别人等等。恐怕最重要的便是：别人所希望于你的知识程度太低——这一切的原因便养成了狭窄的愚笨的心理习惯。

询问的习惯是很容易养成的，因为这是唯一的方法可以晓得许多事；不过应当自己研究的习惯尤为重要。要别人来告诉你你所想知道的，应当在你自己先研究之后。有一个笑话，说一个大学生，希望有一天他能够睡在床上，把学问送到他床上来，过那种快乐的日子。多烈先生就问他："你想教授替你研究问题吗？"而他却答不出来了。

一个人不应当因为惭愧自己的无知，而踌躇不敢问，却应当羞愧自己所能容易研究出来的。最低限度，你应当利用自己的脑子。这话的意思便是你对于你所希望于你自己的标准，一定要立得高。能够这样做，你便不会养成愚笨而会培养智慧。

06 / 搜集的怪癖

喜欢搜集东西的人，在人类中另成为一类，可说是有点神经病的色彩。那些对于这种癖好过分的人，或是耗钱太多的人，便失掉了理智的平衡。

这种怪癖最著名的例子，是十七世纪时荷兰国到处种植葡萄的癖好。凡是经济上办得到的，以及有许多勉强的，却种各种各类五颜六色稀罕的葡萄，有各种奇怪的名字。据说有一个这种癖好达于极点的人，把他所有的田地和葡萄换了一种极稀罕的葡萄。另有一个工人把一只稀罕的葡萄误吃了，因之他的主人损失了一百余元。后来这种膨胀的价格忽然低落，于是这种风气消减，而葡萄在荷兰变为一种普通的农业了。

搜集的癖好，各年龄不同，各时代不同。最普通的是搜集邮票和钱币，因之这种癖好在各种城市的行商名录中成为正式行商之一种。差不多人人对于搜集钱币都有兴趣，种类愈多，包括的地域愈大则愈好，不过这大半是流行的钱币。我们对于搜集的钱币大半不显出什么热情，而鄙视为一种卑鄙的好利之物。但是搜集邮票比钱币更盛行，因其种类更多，地域更易扩大，差不多无论何人都容易开始搜集起来。

搜集的嗜好，和其他的嗜好一样，是有其特殊益处的。搜集可以松弛办公的忙碌，虽则搜集变为一种正式商业的时候，也还是能保留那种热忱。所搜集的东西，除其本身固有的价值之外，还另有一种价值。搜集者可以得到一种警告的感觉，最初是找着了稀罕的东西，其次为其所有，第三是胜过其他搜集者，第四是获得时需要巧妙的手段。

在搜集界中，贵族阶级是那些搜集艺术作品的人，在社会上凡是所谓富翁，总必须搜集一些名画、帷帐、地毯等，就是历代那些价高、稀罕、有名的美术作品。凡此种种，都使人有一种热烈的惊喜，以发泄在紧张办公时所不能发泄的情绪。

没有人为着休养身体而去办公，但是许多人是为着休养身体而搜集特殊的物品——为着精神上的休养以及搜集时所得的快乐。

搜集也是有教育意义的。许多小孩子从搜集邮票上所得的地理知识差不多跟从课本上所得的一样多。博物院是一个重要的教育机构。搜集艺术和手工业的东西，可以使我们得知人类过去的历史。关于科学的搜集，展开了自然的大观。这两种搜集，都可以扩大人的兴趣，增加他们的欣赏能力。

但是观赏一批东西和据有一批东西是不同的经验，正如听音乐和自己奏音乐之不同。音乐是那些业余音乐家保存的。"业余"在法文中是"爱好者"的意思。搜集是由于你爱好而去做事情，虽则同时也有一种占有欲和求知欲掺杂在内。

搜集完全是一种个人的事。某人所搜集的东西，或许别人认为是一堆废物，而且那些对此无兴趣或无搜集嗜好的人是一些浪费的废物，因为他们的心理构造中没有这种搜集欲。他们的嗜好或许是运动或赌博。

<h2>07 治愈系心理学</h2>

人人大概总听说有一两人是由心理方面的治病的。信心可以移动山岳；但是信心也可以将小土堆变为高山，而在其余的人看为平地的。同样的人体，可以造成腐瘤，也可以疗治腐瘤。以下所说的，便是许多这种情形之一种。

在三十六岁以前，钟斯是一个很康健的人，服务于一种有定时间的办公工作；三十六岁时，他有点消化不良的毛病，时常生病，做事浮躁。他也像有些人一样，想自己来医治自己。他查了这种医书，看了各种医药广告，然后确定他是得了一种很罕见的血毒，而医生都未能定名的。他相信他一定是在什么时候吞进了一块有毒的血块。经过长期休养之后，并不见好。他放弃了他的工作，而以整个的时间来对付他身体的毛病。他从一个医院跑到另一个医院。有一个医院的医生，对于他所说的病状不耐烦了，用硫黄油膏贴在他身上，反把病状弄得更厉害了。

然后讲这个故事的爱丁堡的布利哲医生（Dr.Bridget）想出一种医治的方法而有效了。他知道病人对于血凝的观念是不能打破的，于是他写了一篇文章，说他能医治血凝，于是那个人觉得满意。医生叫他做一种户外的工作，有时给他打一点砒素注射，使他觉得是把他的病看得很严重的，并且叫他应许六个月之内不看任何医书和任何医生（布利哲医生也包括在内）。果然六个月之后，他便完全好了，血凝在他心理上也完全消除了。而且他说，假如没有布利哲医生的那篇文章和他自己对于布利哲医生的许诺，他的病恐怕不会再好。

当然，钟斯本人是有一点病痛，不过因为他坚信血凝的缘故，把毛病过分扩大，从小土堆变为山岳了，这种相信或信心造成了山，而对于布利哲医生的论文发生的信心又将山移去了。他的病是由他看医书和自己催眠而来的；而布利哲医生也是选了同样的方法，把他从病中牵引出来。在从前，医生是不把药单给病人看的；不过他告诉病人，这种药如何围在颈上六个月，有能力可以把病治好。每一种病状，医生都是用原来致病的工具，而将病人治好；这种治法，使病人也非常满意。

如果我们得着这种印象，以为一切的生病和医治，都是如此清楚简单，都是同一类的那便错了。大半的人以为如此的病痛和体弱，一定是身体上有什么严重的毛病，因而觉得非常惧怕。假如有过疾病或开过刀，便怕以前的疾病再复发或再溃坏的恐怖。大半的人是一种模糊的惧怕，而不是一种坚定的信仰。或是觉得某人错了便另找别人，或是一时无忧，而过些时更加恐怖。

铲除心理的恶魔本来是一件很慢的事。一个人对于自己的毛病过于注意，便容易过分的夸大。医治的方法是要使病者能看清他自己究竟到如何程度。如果有一种断然反面的信仰，把以前的习惯打破，这便是用心理医治的方法了。

这并不是什么奇迹；不过要一个聪明的医生才晓得如何施展这种伎俩。最好的方法，是要好好地引导神经，而不可突然克服那已错的神经。

08 / 星期五和十三号

有时在日历宣布某日期的时候，我们好像受罪一样的；而在这日期过了之后，又好像国家大选之后一样，我们大家都得救了。因此无论那一天有何重大的新闻，"星期五和十三号"总是登在报纸的前面的。报馆编辑说，这是民众要如此，而民众却说报馆编辑故意提醒他们。说起来没有一个人是相信的，但是每个人都要这样做。这日期影响到旅行、建筑、医药、酢酬等。星期五纽约不开船出口，还是不久以前的事。小说家德莱塞（Mr.Dreiser）先生说，他住在纽约某公寓十四层楼上，但是他底下一层却是十二层。假如你请了十四个人晚餐而一个未到，十三个人中便有一个人不上桌吃饭，听说在巴黎请客时，总预备了后补者准备第十四人的空位。固然火车中预备了第十三个补位，但是有许多并非迷信的人，总以为让别人占这个座位要合宜些。为什么美国人有这种偏见很难解说，并且美国的国家起始便是十三州，到现在国旗上仍旧飘扬着十三条纹。

　　一事的起源，与这种流行的信仰并无关系，正如理智与此种信仰无关系一样。现在大家都认定这种信仰是起源于耶稣基督与十二门徒的最后晚餐（特别注意桌上是十三人）；至于星期五便是耶稣被钉十字架的那天。但是对于吉日和吉利数目的迷信，则比基督流传更早更广，三和七都认为很重要的数目，但也如十三一样是奇数，因为一般人似乎以为偶数是平常的数目。在念咒书符时必须做三次才能有效。后来有三位一体，含有圣洁的意思。在现在的火车的吸烟室中，很亲密的客人不肯用一枚火柴点燃三根纸烟，因为恐怕三人中有一个发生不幸的事。

如果你对于这种迷信，深加研究，就可以追溯于一个共同的根源。这根源便是一般人对于一件事很微小的地方，看得非常之重要，以为它可以影响将来的结果。这可以说是一种趋吉避凶的仪式，至于其他如何可以看到某种吉凶的预兆，如何举行仪式的办法，都是根源于此而来。

何时最宜生育娶嫁，何时最宜出门旅行，何时最宜下种，何时最宜狩猎、战争、吃药、开刀等，这都是要解决的问题。这种种事都要受风雨、气候、野兽、瘟疫、仇敌等的危害。如果你不当心，这种种真正的危险，以及那些"鬼怪"，便要来加害你。

原始人当心的方法，便是在适当的时候，用适当的方法做一切适当的事情。至于如何才对、如何便错的标准，都是由他们一种偶然的幻想，只间常掺杂一点理智。第一次是如何做的，以后便以一种固定的传统办法。每人都是如此做的，问题便算解决了。

大概最简单的适当方法，是依着时间的排布。这便是占卜办法，正如现在小孩数韵脚的游戏，从前是认为一种神奇的法术。因此，由数字而推到种种事物的关系上，便形成了一种预言和算命的大规模的学说。命运的好坏，离不了数字。譬如七爷的第七个儿子可以有治病和预知将来的能力。一个上古埃及的人要开刀时，或是要取出一点血时，最要紧的便是要查明什么时候最合宜于开刀或取血，不像现代的人，只要去找一个最合宜的外科医生，而不管其他的一切。

"如果你在兰特结婚，你便不会开心。""五月里娶嫁，儿孙长不大。"假如你相信这些禁忌，恐怕你永世不能结婚。我们今日之所以不相信这些迷信，其原因并非我们能证实它们是错的，而因为我们已经逃出了这种思想的圈子。星期五和十三号便是前人遗留下来的一种古董。

09 / 何以向右转

有多少有人类的习惯是从天性而来，有多少是从风俗养成的呢？以全人类而论，差不多我们都是用右手的，这也可说是一种幸福。譬如，假若许多人同在一桌吃饭时，一半的人用左手，一半的人用右手拿刀叉，便会显得很呆笨，难免妨碍你左右同桌的人。现在许多一致的举动，都是风俗和训练的结果。但是有些天性生来爱用左手的人，还改变不过来。有些人说人类原始即爱用右手是因为心的位置倾左边的缘故，是否便是这种原因，我们不敢确定。

虽然人类用右手的习惯在古时在现在，许多地方影响到我们做事的方法，以及许多古时的风俗，仍旧影响于现在的习惯，但是你向右转，并非因为你是一个爱用右手的人。矛或刀拿在右手里，盾牌拿在左手里，则身体的左边便成为被保护的一边了。当武士人在马上和人比武或战争时，靠左边走是一种占优势的地位。这种习惯，当骑士变为马夫时，仍继续存在。一个用右手的骑者，总是从左边上马的。所以直到现在，英国和意大利的街上，骑马、赶车（以及现在的开汽车）的规则都是靠左边走。

行路的规则，看去似乎不对，然而实在是对；

在骑马或赶车时，

假如你靠左走，你便是对的；

假如你靠右走，你便是不对。

但是在路时，又是另一种不同的习俗，

恰恰与前相反。

假如你靠右走，你便平安，聪明，不错；

假如你靠左走，你便是一个蠢货。

这是一种矛盾的习俗，一种是为走路的，一种是为骑马的，这两种规则破坏了一致行动的便利。现在交通的规则是一个很严重的问题，全世界一半的地方是用车运输行走的，所以一致行动的规则是必不可少。世界交通越进步，国际的一致行动便愈需要。如海上航行的规则，是一致靠右行走的。

但是你有管辖道路的特权，你便有自由订立的权利。美国有三条铁路是靠左走的，而其余的都是靠右走。这三条路如果要将它们改转过来，所费太贵，因为铁路的交叉处、旗号、支路都是安排好了为靠左走的，靠左走有各不方便的地方，便是我们天性是用右手的，因此我们也同样的爱用右脚，尤其爱用右眼。当两双眼睛同时用时，右边的景物总看得清楚些。假如我右手开了刀的话，我们便很当心。

我们左边的一半脑筋管辖右边的身体，比右边的一半脑筋特别发达些，有多些的才能。所以使我们对于身体右边器官喜欢应用些。这些器官如果多加练习，便能运用自如，增加身体右边的敏捷动作。

从社会风俗上言，风俗的势力胜过习惯；从个人便利上言，习惯的势力胜过于风俗。一个习惯用左手的人，在他个人行事、写字、绘画上，可以随自己的喜欢用左手；但是如果他要和别人握手，他便不能照一般普通人的习惯用右手。因为左手相握是不便利的。

在另一方面，因为心在左边的缘故，戏台上的情人对他心爱的女人宣誓时，总是用左手放在胸脯上；但是一个兵士向国家宣誓时，总是右手举刀。我们在法庭上立誓时也是用右手的。为一致行动的便利起见，习俗造成许多人类生活上的规则。

从古以来，右手便能干些、正确些、受欢迎些。而左手却笨拙些、低能些，如普通所谓"行左手礼"。又如"Sinister"一字，拉丁文是"左"的意思，便当"不幸"解。"信任"二字，也是受了右手的影响。

10 / 为什么迷路时你总是打转

全世界各地人都相信，当一个人在树林、旷野、沙漠、雪地、大雾内迷失道路时，便容易在此范围内打圆圈，或是打一些圈子走成一个螺形。兔子、狐狸、羚羊和其他动物，如果被人追赶时，据说也是如此走的。甚至爬虫类，无论它们走得怎样慢，也是行走螺旋式的路。难道体内有一种圈形或螺形的组织吗？

寻求答案唯一的方法，便是用实验。在堪萨斯旷野的一带平原上在距离很远处立一个目标，然后把受实验的人，以巾遮目，叫他们对着目标成直线走去，实验开始，有些走，有些跑，有些还开着一辆汽车。如果这种实验转到水上时，则有些游泳，有些划船。因此，这种实验各种动作都顾到了。

这些受实验的人，大家都有一种印象，以为自己是成一条直线走的，他们一点不觉得他们的行路是歪曲或在打圆圈。然而实际上，他们行过的路线，大概都是螺旋形的。这些实验可以说，已经证实了上述的说法。

这些圆圈或是曲线，是任意向右或向左转的——如像指针移动，或是相反而行——甚至就是原来的人，在同样的实验中，也有时向这方走，有时向那方走的。然而，从这个实验，有一种很明显的趋向，便是他们总是偏向左转的，或偏重于向右转的。

受实验时各人的路线不同。由实验可以看出各种不同的性格——是研究性情的另一方法。假如你是行走弛慢的人，你走过的路径便是长而比较规则的螺旋形，并且不走回头；假如你是一个性情浮躁不定的人，你走过的路线便是非常不规则的，起始很直，然后转一两个弯，常常走到原路上，不过有几条直线就是。

如果你去看一个很短，只有三百步距离的记录，你可以看到他们所走的圆圈或曲线，小者约直径六码，大者至四十码；水上游泳的结果，也与陆地步行的结果相仿佛。普通被试者所走的路线，多半是向第一次转弯后的方向走去，因此，所走的路线差不多与真正应走的路线成直角。

那些开汽车的，在旷野以每小时一至八里的速度，所经过的地段很小，不自觉地打圆圈，圆圈的直径大约为十三码至一百一十码。有一个善于开福特汽车的，他的车也会不自觉地倾向右走，成小圆圈，直到车子走到转弯的尽头时，他才能发现自己一直在打圆圈。其实之所以会打圆圈，是因为你的右腿较之左腿，或是左腿较之右腿，稍为长些或是有力些。但是如果你看到一个人能向任何方向打圆圈时，这种解释便不能成立了，并且偏向右方或偏向左方的人并不随从一定的形式。假如你走路或是游泳时先向前后走，也不会改变你打圆圈的习惯的。

这种习惯也不是与你的肌肉有关，因为假如你把眼睛遮住了，坐在一辆汽车内，去指挥车夫转这边或是转那边，感觉得似乎已经是离开了不正确的路线，其实你还是一样打转的。

因此，生理学家希福尔（Schaeffer）相信这种螺旋形组织，是在人的神经系统内。当你想要走一条直线时，你依靠一种感觉而行的，但是实际上你并不依赖这种感觉；你却时时在依靠你所看见的以为记号，去矫正你的路线。当你被厚雪包围，或是在各处相似的森林中，或是你眼睛被遮的时候，那些你所认为可以矫正道路的小记号，便时时改变而使路线错乱了。于是，你的感觉——头脑中的向导组织——便自由行动，导引不确的路线。

平常的时候，这种感觉我们是不感觉的；然而我们行动的时候，它便在工作。这便是我们向导的知觉是很薄弱的，完全要依赖记号，并且还是容易迷失。假如没有指南针，哥伦布便不会发现美洲；假使林白没有一种特别的指南针，他不能飞渡大西洋。人类用自己的发明帮助自己残缺的知觉，而这种发明也是他自己头脑的产物。

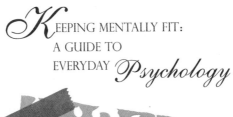

KEEPING MENTALLY FIT:
A GUIDE TO
EVERYDAY *Psychology*

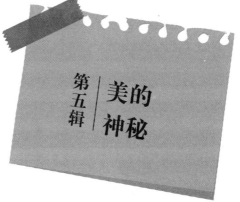

第五辑 | 美的神秘

01 / 美和行为智慧

我不喜欢你，弗尔博士；

为什么缘故，我却说不出；

不过我不喜欢你，弗尔博士。

我们何以对于有些人喜欢，有些人不喜欢，是一个很值得研究的问题，因为这是与人生有密切关系的。有些人是什么地方吸引你，使你和他们成为知心的朋友呢？

当然，第一是品貌。这是天生成的——你的身材，你的肤色，你的相貌，你的面部的形态，等等。第二是表情，表情可分为几种。第一种是对于你自身的修饰，如牙齿、指甲、头发、皮肤的整洁、身体的健康，这便是美容院谋利的根源。第二种很重要的表情是关于你的态度，如举止、行动、热烈、灵活、微哂、大笑、蹙额、困恼，与兴趣以及礼貌，等等。这是关于你"为人"的表现，这种表现还包括你声音的粗细、高低，有些人在未说话之前，很能吸引人喜欢，有些人在有神气时，更能吸引人欢喜。第三类的表情，是关于装饰问题——

你的整洁，你对颜色的嗜好，爱鲜艳的还是爱暗淡的，你自己想成为一个怎样装饰的人物，你愿意别人以为你是如何装饰的人物。一个人要装饰起来，是很费时间的。最后是关于你的智慧，这是不容易造作出来的。智慧是从你言行中表示出来，比礼貌要更进一层，因为由这方面可以看出你的教育，你的兴趣的高低，你的情感和理智的人格。

至于上述各类吸引人的特点是怎样混合起来的，以及其对于交友上的价值如何，各人所见者不同。相貌美丽的人大概是聪明的呢？还是愚憨的呢？美有几多成分是由相貌构成的，有几多是由表情构成的？这一切在人类互相交往上，都有很大的关系——其关系如此之重大，以致有某学者提倡女学生的功课应当减少，而专去注意怎样对于人有一种吸引力。关于这个很复杂而无人考察的问题，曾经有过这样一次简单的测验：便是叫一班人举出他们所最喜欢的十个男朋友和女朋友来，然后把这些男女朋友最可爱的特点，依次排列出来。自然这样复杂的事情，结果是不能十分准确的。

不过大概而论，人格的表情，最深刻而动人的，是以下数项：和颜悦色的态度，热情的性格，诚恳，举止大方，坚强的个性，行为一致。还有体貌的美丽，也是其中之一。很难吸引人的，是仅有面部和体格之美；尤其是专靠装饰，而无其他丝毫美点的最难吸引人。在这两极端之中，高下不等是近于理智方面的特性，如脑力、聪明、精力、好脾气、声音文雅等。

使人对于这种测验难于确定而易混淆的，便是两性的吸引性。女子给予男子的吸引力很大，但她们对于同性的女子也是很大的。除了女子之外，男子找不着其他同性男子，是能真正吸引他的。但是大多数能使男人崇拜的女人，也同时能吸引别的女子。能动人的女子，大概也晓得特别注重装饰和举止态度，因而能使自己更为动人；恐怕是把她们固有的特长更加发扬，如体格强健的，即发展为运动家。如圣经上所谓："凡有的，还要给他。"

依照上面所说的，恐怕是有些人察看自己的特点，或是觉得高兴，或是觉得失望。在社交的测验表上，脑力不是占很重要的地位。智慧若不加以外表的粉饰，则不过好像是女仆一样。不过仅有美貌和装饰，则发生的效力也很小，最重要的要算是表情，特别是那种能表扬内心的优美和特点的个人表情。

02 / 美的代价

无数的女人，无数的男人，以及无数的金钱，都是为着个人的美上用功夫。这种兴趣，普世莫不如此。凡关心人类的，对于这种普通的一种兴趣，必想加以研究。美的心理学，不专是皮面上的。

如果世上除了美的风景和图画之外，再无可欣赏崇拜之物，未免太枯燥了。因爱情或非爱情的缘故，诗人之歌颂女性美，从古到现在，没有间断过。现在这个题目，又移到科学家身上了，霍普金斯大学的杜兰普教授（Prof. Dunlap of Johns Hopkins University）说，美的崇拜促进了种族的进化，因为人类对于最娇美的妇女和最健壮的男子有一种天然崇拜，鼓励了为父母者，知道给予他们的子女，一种发达身心的最好机会。

在习惯上，我们以为美是属于女性的，以性别而论"她"的光亮完全是由男性的阳光所反射而发出，但是在人类的美的炫耀中，恰与此相反。美的标准是随着人类理想而变迁的。

要造成完全的美丽，虽然颇不容易，但是要破坏美丽，却不甚难。破坏无须乎什么大的残废，只要稍有缺憾，便可以破坏全体的调和。人类因为妒忌心理，对于美丽的标准定得非常苛刻，所以许多好看的女人中，只有少数是真正美丽的。美的标准是包含着高矮、身材、相貌、声调、悠闲的态度、礼貌、表情、面部的动作及其他等等混合而成的。

有些部分比其他部分，更重要些，尤其是明显的部分关系动作和表情的，如嘴唇、口、眼睛。人类对于这三部分美的标准，看法各有不同。每一种族有他们自己的标准美，而且标准美在性别上，也各有不同。如果男人任何部分，带有女性的态度，便不合标准的男性美了。女人面上如果有一根黑毛，也是一个缺点。

在人类身体最发达有生气的时候，便是代表人类最美的时期。每一时期，都各有其特殊的美，儿童时代的美与少年时代的当然不同；老年时代的美，是回忆壮年的最盛时代；而且除了少数幸福者外，老年人额上的皱纹总是带着一种忧愁的色彩的。譬如"和你的女儿一样保持着年轻"是一句很好听的话，但是只能说得好听，而在实际的人生中是难于办到的。

美的各种成分，大家都承认是活力与健康的表现。譬如头发便是很重要的，足以表现一个人的活力和特殊的人格。丰美的头发，似乎是艺术家所不可少的；秃头秃脑，只是那些自傲的人，一种勉强的自慰。不过我们还不晓得一般所谓上流社会者，是否重视秀丽的头发，更胜于灵敏的头脑。

臃肿肥胖在美丽上是很难占地位的。一个人无论怎样生得好看，如果年已四十，而身体肥胖，便应自量不与人争美了。唯有身材绰约的人，才可入选于时髦的画报上；因此使壮实者单瘦是一种很受人欢迎的艺术。但是我们只要看昔日流行的时髦，借着此种名义所作的恶，实不知多少。

美的崇拜，使世界到处发狂，从百老汇之群芳，以至于各城市之每年选举之美利坚小姐。妇女多的地方，便是美容院林立的地方。促进美容所花的钱，差不多和促进农业所花的钱一样多。

但是美的心理最重要的地方，便是因美而产生的责任问题。男人因为无须将时间消耗于无希望的美的寻求上，所以能多将精力从事于事业；如果他们不为别人的美丽所吸引，恐怕他们的事业，更要伟大。一个已著名的美人，必须设法保持其名誉；一个专门讲究美的人，使人不知她究竟是否能促进此种艺术，还是反而使之更显得做作。

从儿童时代起，美丽似乎是一种太好的东西。如果只要相貌便能吸引别人，我们又何必去修养什么文雅的举动，和其他心灵之美呢？美丽的儿童容易放纵，不费力而人人都爱他，便会改变他的脑子。

我们既然晓得上述种种情形，所以我们对于许多其他的优点，要重视些。而且我们常常疑惑美丽的面貌是否也有伟大的心灵和脑子。对于这问题，我们可说真正的美，是包括上述的美德，还加上一种可爱的态度，专是面貌好看，并非真美，因其缺乏特别的生气，这是高雅的人所重视的。真正的美是内心的美。

那些缺乏天生体貌的美的人，多半想发展别的美德。因此便有些因而获得成功，以弥补天生体貌的缺憾。所以美的心理学，是一直伸张到内心的。

03 / 穿出来的个性

人类对于衣服上所耗费的金钱和时间如此之多，而对于衣服的心理却很少人研究，这实在是可令人惊异的。

男人的衣服，是否能代表男人的心理，我们不得而知，但是女人的衣服，确实是能代表女人的心理的。女人对于衣服的感觉，要比男人敏锐得多。在美国第一首最盛行的诗便是《麦福里门雪的故事》和《无衣可穿》（Nothing to Wear）。在纽约有一种《妇女时装》（Women's Wear）每日出刊。各报上关于时装的文章均多于政治的文章，甚至可与体育新闻并驾齐驱。关于妇女的刊物，比关于男人的刊物要销行得多，而这些刊物最重要的特点，是研究妇女的时装。虽然如此，而我们时常仍可听到这种"无衣可穿！"的呼声。在"女子的投票权"呼声最高时，有人提议一种对峙的标语，便是："男子的挂衣钩。"

关于服装心理学的时髦方面，比其他方面都要重要。对妇女谈话或是谈论妇女的时候，如果把衣服和她们分开，便好像离婚一样。从衣服本身上说，衣服是一种累赘之物，男孩子们便觉得是如此的。无论是何种形式或形状的衣服，他们都是不愿意穿。而女孩子因为有爱好虚荣的心理，可以克服这种天然的反抗，甘受衣服的束缚。近代妇女减少衣服的运动，是否专为想表现天然的曲线美，抑或是为可以行动自如的缘故而减少衣服的长度和重量。这个问题如果高兴去研究，一定是很有趣的。时装的呼声是要加多许多花样，然而实际上所穿的，每次总是减少了。因此之故，可见与男孩子同一好恶的，实在并非少数。

服装的心理，最重要的是要使身体感觉舒服。轻软、光亮、舒适。松大的寝衣以及合身的旧衣，都是因为衣服的本质和感觉的舒服而使人爱好。做松爽轻便的衣服，还是一种盛行的艺术。但是时髦的装束还是居首要的地位。现今男子的硬领和高硬的礼帽，还不及四十年前女子的束腰和长裙那样难受。女子的衣服改良，也可算妇女解放的一部分。

穿衣服最重要的动机，是要合乎时髦。其次便是炫耀，因为衣服可以表现一个人在银行里的存款或是店里的存账。再次便是嗜好、雅致、精美、个性的表现等。这样，你的衣服所注重的是你，所表现的是你。衣服表现你个人认为美的思想，而同时又受时尚的约束。时髦大半是合乎那些单瘦的人，所以时髦的胖子总难得立足。天生的身段是不能忽略的，甚至你的衣服也要看你的人如何。看你的装束如何，你的衣服便可以表现或是埋没你的个性。你天生的缺欠，便可由你的装束而表现你的思想。

绸的、缎的、辉煌的、精细的、丰满的、毛的，以及最难得的你个人那种特质使你穿上衣服不像一个样品式的模特儿，而是一个主动者，是能奉现你个人的——凡此种种，都以增加你个人的重心和引人的地方。这似乎都是表面上的事，但服装确实是深入于人性和社会的竞争。

在各种时期以及各种季候，你又有各方面的表现。有正式的，有非正式的，有庄严的，有最时髦的，在你穿衣服时，你都要考虑。你有这许多地方要考虑，所以你的衣柜越增加的时候，你随时也感觉得衣服的不够。

以怕羞为衣服的标准，已经是过去的事了。在汽车尚未代替骑马之先，跨着骑马便早已代替了横着骑马了。由骑马而产生的短裤，现在都盛行于一切户外活动了。面纱取消了，而短发盛行。服装可以表现你那阶级社会的思想。

论到用衣服来保护身体，可以留到最后讨论，因为一般人认为最不重要。冬天的喉咙可以露着，夏天可以披上皮领。手是准备着戴手套好看的，而现代的鞋子是不顾什么天足的。比较好一点的是雨衣和绒线衫，但是即或上古时代的服装，大半也还是为修饰，而不是为保护身体。衣服是为表现的，而不是为保护或遮盖的。

04 红唇心理学

如果现代有一个像温克尔（Rip Van Winkle）的人，睡了五年梦醒之后，回到纽约城的百老汇，一定会感觉和惊异，以为现在的人得了一种流行病，并且只影响于女人—— 年轻的妇女和不甚年轻的—— 这种病便是嘴唇患猩红热。以前只限于戏台上的面部化装，现在却很傲然地跑到街上来了—— 以致全世界都变成了戏台。这是什么缘故呢？

时髦不是一定要合乎道理的，因此一时风尚的时髦，我们很容易造出一些理由来解释。但是即或在这极摩登化的世界上，种种时髦并非完全是由巴黎创造出来的，而是由一般人类天性的心理所造成，永远准备着去改进自然的本色。红嘴唇便是代表新鲜的热血，丰富的活力，黄金的青年时代，以及其他等等。天生我们便是红嘴唇，艺术便使之更加红些。

其实说起来，这种把戏并不是新有的，在上古时代的人们，红嘴唇就看得很重要了。印第安人在打仗时，身上涂着彩色，使敌人看了害怕；好妆饰的女人，也是想加上颜色，帮助她得到胜利，使那些想秀丽女子的男人，想得更厉害些。因为

151

天生和人为的眼光，都以为越相反则越美，因此皮肤越白，便越可显出红色的嘴唇（或是显出脸上的黑斑），而越红的嘴唇，则亦越可显出脸上那种敷了粉的白色。

嘴唇心理学在婴儿时代就有了。几个月的婴儿，嘴的心理学便主持一切。因为嘴既是接收营养物的站口也是送发情感的站口，微笑、含愠、噘嘴、肚子里的痛苦，都要由嘴的动作来表现。这种动作，虽不是特别地苦心做作，然也和好莱坞的明星一样能够表情的。声调的表情也是同一来源——如咯咯发声，喃喃自语，哈哈发笑，与放声大哭等。

但是嘴唇之所以成为重要的表情工具，主要的还是因其为触觉的器官。触觉是最亲密的，我们以握手表示友谊。抚爱是人类的天性，每当我们为人所抚触的时候，我们的感情便激动了。

接吻是起于婴儿时代，后来渐渐应用到别的行为上，而变成了一种例行的风俗。不过这种接触当然是一种切爱的表现——普通多半是指浪漫的爱和男女的爱。然而当法国兵士接受勋章时，由长官在受勋章的兵士两颊上各接一吻，作为一种庄重的典礼。

当我们说话时，我们便移动我们的嘴唇，这种移动可以吸引对方的注意。因为这种移动非常之准确，因此有些失聪的人能够由看我们嘴唇的移动，而懂得我们所说的是什么。谈话便是发挥自己的意见。有些女子本来是好看的，但是待她们说话时，便现出丑相了。有些女子是等到她们说话时，才好看些。

想恢复嘴唇的这种特殊心理，于是而有口红、粉扑、镜盒等，为自然与人工中，妇女不可少的时髦品。对于这种心理的解释，各思想家又各有不同。这或许是妇女解放声中的一种普通潮流（当然也是一种永远的潮流），一种女性美要求自由坦白的表现，正如风行的短发、短裙，及容貌、谈话之自由等一样；是要减少妇女的藏匿，而多有开放。

这种流行是无讳言的。这种口红，绝没有人认为是天生的颜色——时髦的女郎，早已把自然的产儿遗弃得很远了。她们最初以为是补救年龄推进的衰老，使中年与青年之间的竞争稍许公平些。那些风流的女人，对于这种解释，比较那些年龄较长者，更认为确实是不错。因此，一般女子想恢复学生时代那种红颜的狂热，日益增长，而美容院之开设，比高尔夫球场还要热闹些。

恐怕现代灯光的发达，对于那些潮流也有关系。从前舞台上脚前的灯光，现在更找了一个对手，便是头上的灯光，以及百老汇和他处那些照耀辉煌的灯光。电光迫着脸部，使人异常难堪，所以不得不设法请艺术来解救。不过主要的原因远是因为时髦的缘故；少数的人领导，多数人则不费思索，而情愿追随，只要这种领导能称她们的心意。现代对于美的观念，非常重视，则美容术也只有一天发达于一天。不过这种人工补助自然的艺术，所采取的途径和方法，其表现人类的心理，比较表现人类的颜面，还要明确些。时髦既是时时变换的，谁敢担保嘴红是永远盛行呢？

05 巧妙的颜装

最近我看见各处搜集的一些镶着珠玉的颜装盒子（Patch boxes）。恐怕你还不懂什么叫作颜装。百科全书在"颜装"下面的解释是："小块的黑绸或膏粉，在十七世纪与十八世纪之初年，妇女用以点面者，间常男子变用之，其所以用为装饰品之缘故，一则可以遮掩面肤之粗糙，二则可以显出一种特殊美丽，如酒窝之类。"但是这种装饰引起了文学界的批评、教会的申斥和国会徒劳无益的举动。

发明这种颜装的人（大概是一位女人，否则便是偶然产生的），可说是发明了一种聪明的心理学。点面不但遮掩了面部的缺憾，更且显出了其他部分的美丽，可谓乖巧至极了。如果有一点斑痣或伤痕，黑膏便为之遮饰了，其用途也明显了。这样，同时也能引人注意她下颌和面颊的娇美。黑的部分可以显出涂了粉的白脸，这种装饰在戴假白发时用，更是合宜的。

从美容术上看，这种原则至今还是如此的。譬如增加嘴唇妩媚的口红，一方面本是为弥补自然所忽略的地方，然而嘴唇也本来是值得使人注意的地方。我们至少可以说，这是一种很巧黠的技术。如果这种方法能应用到别的事业上，恐怕可以发明一种新的外交技术。

从原理上讲，这实在是一种消极的吹嘘的方法，因为你把本来不美的地方，假装着很美。这种吹嘘，或许是财富，或许是功名，或许是一种自以为高超的气概。这种虚张声势，越是不配合，则识破之后，越是难堪。《第十二夜》（Twelfth Night）中的管家马尔佛利（Malvolio）便是这样的人，他自以为是升为高官了。世上像马尔佛利这样的人，真不知多少。论到智慧方面，则戴着便帽，摇着铃子，穿着彩衣的小丑，满口说些关于智慧的话，可说是近乎颜装主义的人了。

假如我们将技术少许变换一点，在普通事上我们也可看出同样的欺骗。最近我到某公司，有一位从远地游历回来的人，许多人询问他，我也在场。这个人所说出来的很少，他对于许多询问的回答，总是"的确，我不晓得"。他并不是虚伪的自谦——他确是不晓得，然而这也是好像颜装一样的用处，以显出他对于这个很少人游历过的国家的一切事物，实在是晓得不少。一个写了许多好书的小说家（虽则不一定是销行很广的小说），总是很高兴地告诉人说，他第一本小说是完全失败的。他总是把这部小说提出来当作一种颜装。

155

　　假如我们把这种原则，再推论得更广一点，便是像弗洛伊德这一派的信徒了。他们以为人类许多的努力，包括作为和其他欺骗等，都是想得到他人的注意和称赞，使自己增加自尊和自炫的心。甚至儿童也受了这种精神的影响，用一种婴儿的口吻或依赖的行为，去再恢复如婴儿时代所受的一切宠爱。老年人的那种喋喋不休，也是同样的虚伪。其他的人是诉苦以得人的怜悯，或是夸耀自己的坚强，以得人的称赞，而老年人则是介乎这两者之中。

　　这种原则最后的推论，便是一般的虚伪或做作，一方面是那些虚伪者、矜夸者、自大者、主见甚深者，以自己的个性去引动别人；另一方面便是那些过于做作的谦虚，表扬自己缺点，过分地自卑。

　　在这种过于自炫和过于自卑两者之中，我们对于自己应当可以找着一种公允适当的衡量，可以很容易地得着，无须乎十分费力。我们对于别人的批评，不必完全漠然置之，而当作一种理智的态度接受之，并任其稍许影响我们的行为，这便是一种合乎正当心理的办法。我们无须乎穿高跟鞋子，或是戴高帽子，或是用其他的方法以增加我们心智上的身份。我们也不可浪费颜装粉膏。对于自己的本来面目应当安分守己，至于别人怎样，我们不必过于顾虑。

KEEPING MENTALLY FIT:
A GUIDE TO
EVERYDAY *Psychology*

第六辑 | 游戏
的心理

01 / 游戏冒险

　　游戏的原因不一：第一是喜欢冒险，希望侥幸的心。呆板有规律的生活是使人枯燥的。假如你只要将钩子上好食饵，把线垂到水里，于是便钓上鱼来，这样的钓法，从鱼上面说，当然是一种丰富的收获，然而未免是一种太无趣的游戏了。钓鱼一部分的快乐，是在钓鱼的人猜不定他的幸运。

　　游戏在人类的天性中，是最久最深刻的一种。原始的人便是游猎者。他们的生活时刻是要经过危险、紧张和胜利的。

　　这样的生活是表示出人类一种有永久性的行为。游猎为生是能使人兴奋的；种田为生，虽然可以得到固定的粮食，却是枯燥的工作。原始爱兴奋的天性，现在仍旧存在。你可以在各种职业中，如律师、教授、银行家、经理、工人等，找出这类爱游戏的人。

　　赌博是由希望侥幸和碰运气的心驱使而为的。人类从原始到文明的，从贫困到富有的，都爱赌博。骰子、骨牌、彩票，以及各种费猜想的游戏，都是为了满足赌博的天性的。一八四九年往加州采金矿的，白天整天淘金，晚间却以日间淘的金沙，整晚地玩扑克。冒险的行为吻合人性中游戏的本能。因此，如买股票及其他各种投机事业，虽则是人类谋生之道，然而却都是赌博行为。

游戏比较是一种男性的需要。恐怕有些女子以谄媚和与男子周旋为一种户内游戏。因为周旋便是追求，而追求是游戏的第二特性。商人在办公室内整日地追求钱财，使他感觉刻板枯燥时，他便变改方向去追逐高尔夫球了。无论是商业或高尔夫球，都是有竞争，这便是游戏的第三种特性——人类好战的天性。商业方面，你和同行的人竞争；打高尔夫球，你也有友谊的仇敌。在高尔夫球上，你的胜利是分数；在商业上，你的胜利是银行的进款增加。如果你能打破纪录，你就会感觉到一种空前的惊喜，因为你立刻打倒了一切和你竞争者，而成了一位无敌的英雄。

竞争便是挑战。最高的山巅没有爬到，极北的一端没有走尽之前，游戏的天性是不会终止的。大西洋对于驾驶飞机者是挑战的工具，林白成功的时候，全世界的人都充满了游戏的兴奋，差不多要发狂了。

开辩论会的时候，比来听一个人演讲的听众要多十倍，但是还不及来看比赛拳击的群众之多，因为拳击是一种直接的原始本能，能引动一般普通群众。

游戏还有一种附带的产物便是打赌，这是一种引诱局外人牵入的方法。这是请人代替自己游戏，是以热忱来打赌。当棒球足球迷以热忱或金钱打赌时，感觉得自己也好像是球员一样。许多人对于无论什么游戏，高尔夫球或纸牌，如果没有输赢的打赌，便不会玩得起劲。

迷信也是游戏的一种附带产物。那些爱过冒险生活的人，多少都相信某种记号的迷信，欢迎好运降临，而躲避坏运。玩纸牌的把他的椅子打一个转身，便是将好运转回来。

水手的迷信尤其多。他们画着图的手臂，或许是作为认人的记号，但实际多半是为幸运和情感的缘故。星期五不开船出口，还是最近才取消的事；这种习俗是水手所要求的，抑或是航客所要求的，诸位可以随意自己去猜想。

商人之所以不顾办公而跑去游戏，是因为游戏能给予他一种本能的深切的满足，因此回到办公室之后，他还不断地谈论他刚才所玩的游戏。最好的游戏是要能胜利时不致过于得意，失败时也不致过于颓丧。

公平的游戏也可作为做人的一种规律。甚至连无知的鱼也能领略；真正会游戏的人去钓鱼的时候，是要钓那种能反抗的鱼，而他牵引的时候也不十分用力。

02 独行侠与好群帮

现代的世界是一个集会、聚餐、讲社交的世界。人类也和鸟类是一样，同一羽毛的便聚在一处。城市的人，如果失了群，便感觉彷徨孤寂。至于个人的结伴为群，专集合自己情投意合的人，则又深进一层了。人类为娱乐而组织的热忱比为事业而组织的热忱更大。虽然许多我们的工作必须单独研究，才能做得好；然而娱乐时，必须团体参加，才能兴高采烈。

这种人类好群的天性，便造成了扶轮会、商人俱乐部、广告俱乐部、神龙会、助手会、狮子会、麋鹿会、水牛会及其他种种人类动物园的组织等。他们养成了一种团结相投的精神，编成了百万的好群的精兵。

无论一个好群者在办公时是一种什么态度，然而在集会时，他是最亲热的。买或卖，制造或运输，领导或服从，我们都是由供给和需要的关系而限制。商业便是工业和竞争两样东西。因为是如此，我们都是在一种压迫之下，努力寻求最有效的人和货。我们时常总是说"办公是办公"，或是"一个人之所以加入商业，并非为健康的缘故"。从某方面看，人类如此想法，未免太可怜了。假如多数的人，在工作上能够寻求出快乐和健康，那就好多了。大规模的公司，不但是为人类谋工作，也为人类谋幸福。下面的职工，在娱乐和互助上都有联络。在商业上越能使职工彼此融洽，则对于领导和职工都越好。

人类的好群性总是要求表现的。假如我们能够在一处吃，一同唱，大家都有同样的热忱和同情心，我们大家也会同样地工作得好些。我们有些工作合作便可做，分开便不能做。团体是有一种结合的力量。好群唤起了一种为公的精神。他们使他们的公共利益，既有益于个人，也有益于团体。他们共同经营他们的利益。

好群的人也是平等的。无论什么人，他们都给予他一个位置。他们是大街上都有的人。他们中间有好多是很聪明的，也有好些不是的。我们美国一个最聪明的民主党员便是罗素（James Russell Lowell），他在美国文学界和政治界上很有功绩。他说民主政治的实验是要看接受何种领袖。好群者便是为一班最好的领袖开路的。一个好群者的民众思想，是表现他的社会本能。

假如你盼望一个人永远是聪明的，从人类天性上说，你便不是聪明。和一群好人在一块的一种好处，便是你能够稍许愚蠢一点，但不太明显。好群的人是想得到一个不受束缚的地方，脱离商业的囚禁，而可以感受到人道的影响。如果需要活动的时候，他是有一种准备的，他准备着尽他一份责任，因为他不但是为公众谋幸福的一位，并且也为自己相当的利益而尽忠。因为他是一个较好的公民，也可以做个较好的商人。一个好群的人是要想发展的。

03 网球与个性

不论你所研究的是人类天性的哪一部分，你都可以得到同类的行为；这种行为或许是训语，或许是游戏——但是实行的人总会把他的个性表现在行为里。以下一段是引自报上运动栏的：

"在网球场这边，进攻的是冷静的威尔小姐和奔放的格斯小姐，在场那边防守的是轻浮的美娜夫人和好胜的斯可波小姐。威尔和格斯那边当然是失错的地方很少，但是她们的敌手却时常要放花炮。威尔小姐的重击和格斯小姐的救球，博得许多掌声，但是美娜夫人和斯可波小姐的精神和勇敢，也使观者敬佩不已。"

我们都觉得用一个拍子打球过网，还要使之落在白绿界内，是技能的关系，这话当然不错。但是技能，也像商业、诗歌、音乐、扑克、政治、财政、律师、教授以及其他等等，是需要全身精力经营的复杂事业，却是一种性情的关系。性情是一种不定的东西，但是永久存在的气质，能决定你所经营的出品的优劣。

网球的种类很多，有所谓冷静的网球，打球的人态度安闲，发球稳重，以打球视为战术。有所谓轻浮的网球，爱施用重击离救的球法。有所谓庄重的网球，球多正确规矩。有所谓灵活的网球，球多使用奇计，神出鬼没，但自己失错的地方很多。也还有观众的性情，譬如只爱看像放花炮和惊人炫目的球术。

你可以听四个牧师讲道，而分析出他们的性情来；也可以观察四个实业家办事的方法和系统，而分析他们的性情。性情是人人都有的，在人类的职业上，各人表现的各不相同。假如你将性情应用于恋爱、友谊、家庭生活上，也是一样表现出来的。

性情可说是你工作或游戏时，一个调和心与智，或思想与感情的一个名词。性情是个性的表现，也是社会的反应；这四位球手，对于观众的欢呼拍手，各人的反应都不相同。

性情是包括在个性之内。每一个人以及在牡蛎以上的动物都有性情。我们所谓性情重的人，便是他的性情比较浓厚，容易显在面上一点。

实验这些赛球的人和其他对于别种事情有技能的人的性情，最好的方法，便是看他们胜或负后的态度如何。

心理学家也不能说明性情的基础究竟是什么。但是他以性情为人类原始的气质，以品格为性情受了训练的结果。儿童的性情强，尤易显露，而品格弱，品格便是约束之下的性情。

性情与情感是有密切关系的，如你待人接物的态度是如何；性情也是对于工作的一种情绪上的催促力，无论脑力工作或肌肉工作。性情能使你对于你所决定想做的工作，产生一种热忱去做。你对于一件事，必须能有相当的兴奋，尽力而为，但却不可过于兴奋。因此网球不但是一种技能的竞赛，也是性情的比赛。

网球与其他竞技不同的地方，便是有一定的规律算分数。但是我们不能把平常一切竞争的工作分胜负，分为一盘或一局，通盘胜或最后两盘胜，全胜或险胜。并且评判的方法很多，又无一定的规则。有时你以为胜利了，公众却不承认，反扣留了你的报酬和奖品；有时你虽然博得一片掌声，而你自己却不满意你的技术。有些人可以固定地工作，有些人是时好时歹的。性情便是你心理的关键。

04 给心灵放个假

凡是有人感觉一种心境不安适的痛苦，他便应当受一种忠告："找一个休息的机会！"

休养不是从药房买来的药品，也不是可以由字典中寻得出的，但却是一个极好的丹方。你应当学会去充分利用，因为它可以使你重新变为一个鲜活的人。

病状一："我说不出我自己是什么毛病，但是我总觉得自己好像是世上一个行尸走肉般的机器人。每日走到办公室去，收发信件，做些每日刻板的工作，工作完毕，跑回家里，读一本无趣的书，上床睡觉。间或我也感觉一点兴趣，但总不能长久。你有什么可以解救这种心情的方法吗？"

答复：给心灵一个休养生息的时间！

病状二："我觉得人生无趣，每一件事对于我而言都是陈腐、平淡、无意义的。我自从战后回来，便更感觉消极，虽则我的银行存款增加了。做事情使我感觉非常疲倦。每日完工睡觉是我一天最快乐的事。我已不像以前那样年轻了，你有什么方法可以使人生有价值些吗？"

答复：给心灵一个休养生息的时间！

病状三："在广告上刚刚看见这样一句话：'和你的女儿一样年轻。'但是这如何可以办到呢？因为和女儿在一处玩总是容易感觉筋疲力尽，而且也不能到得丝毫的快乐。有什么方法可以使自己对于事物专心呢？每一个女人，假如她们能做到的话，都想在年老时仍旧容貌美丽。如果即便不能保持美丽，有何方法在年老时仍旧保持快乐呢？恐怕男子是不能了解这些问题的。"

答复：给心灵一个休养生息的时间！

病状四、五、六都和以上情形差不多。我们最后疗治的方法，可以由一本书中找出一个解答来。这本书是麦尔逊博士（Dr. Myerson）著的，叫作《当人生失掉热忱时》（When Life Lose Its Zest）。他书中也说到一种病状，是关于一个从外国回来的面包店徒弟，现在节录如下："当他到法国去时，他能在任何地方、任何时候，吃任何食物，倒上草堆便能睡觉。第二天起来便精神抖擞，好像一个小牛预备清晨出去吃草一样。他也对于许多事情，如朋友、女人、音乐、书，甚至刻板劳力的苦工，都能产生兴趣。但是现在，他却不能睡眠，没有食欲，不能快乐地做事，甚至没有一件事是可以使他感觉快乐的。他不爱看他自己以及其他的人，甚至一个鬈发的美女在他眼中也似一个有毛的萝卜一样。他好像一个里面盛着木屑的机器人一样，可以与任何挖沟的工人去调换位置。"

像这种很危险的病状，是需要长期休养以恢复他原有的快乐的。然而这许多病状都是慢性的消沉，渐渐地由上滑下而失掉热忱，所以便需要一种休养去复其原状。休养与休息的不同之处，是你要能为你自己去做一些事情，而这部分事情是可以当作培养你热情的营养料的。只要是一种正当的休息，对于你总是有益的，但它不能代替休养的位置。将追求表面的快乐当作休养，反而会使人感到疲乏。太多的影戏、跳舞、喝酒、晚睡，都足以使人更加疲劳。对于视觉、听觉适当有节制的娱乐是好的；优美的音乐，有价值的书，都可以解除工作的疲乏，使精神上感到一种舒适。这样，你便得到一种休养，而不感到生活的枯燥。

因此，每一个人应当有一种正当的职业和一种旁务，前者便是他的工作，后者可算为一种休养，而这两种事务的性质必须完全不同。玩纸牌作为一种正当爽心的游戏便可以，如果作为一种赌博，每日耗费精神在上面，便非一种休养。打高尔夫球对于有些人是很好的休养，因为打高尔夫球不是专看别人打，如看足球或篮球一样（也是一种休养的方法），而是要将热情放在自己所打的球上的。

钓鱼也是一种很好的休养，因为环境、心性都完全调换，确实可以得到一种安适。收藏家因寻求而感到一种真正的快乐和热情。还有一般人如修理匠、园丁、工匠、书匠、摄影师，在他们工作中都可以得到一种固定的休养，以及由看自己的成绩而得到的一种快乐。如果你对于游历有真正的热忱，你便可以从游历中得到不同的景象和新的兴趣。开汽车也可说是一种休养，但是如果在拥挤的人群中开，要时时留心避免肇祸，则不能算是休养了。在许多休养的方法中，最好的一种是和儿童玩耍，这便是一般为祖父祖母者，在户内最爱的游戏。

　　每一个人都应当选择一种恢复疲劳工作的休养方法。许多休养的方法如能应时采用，可以防止生活的枯燥。尤其当工作紧张、太过疲劳时更为需要。劳心过度便会失掉热忱、睡眠、食欲，而感觉生活的消极、惧怕和疲倦。所以你工作疲乏时，应当同时得到一种休养与之调和。

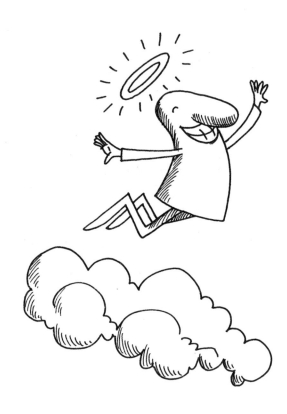

KEEPING MENTALLY FIT:
A GUIDE TO
EVERYDAY *Psychology*

第七辑 | 察人观己
的智慧

01 慧眼识人

有一个词，是心理学家常常为一般人所盘问过无数次
的，这便是"关联"。这词的解释，是很有趣的，它的含义
是"某数种事物，同时连带有的"。我们对于世上许多有连带
关系的事情，都有很大的兴趣。我们喜欢对于我们所珍贵的一
种心智的才能，或其他艺能和能力，去探寻其特征。譬如假使
说身材高的人比身材矮的人要聪明些，当然高度与智力之间便
有一种连带的关系。如果这种连带关系是非常准确的，则我们
测验一个人的智力，只量他的高度便得了。

但是我们都晓得这并不是真的。由量人的高度以测量人的
智力，世上再没有比这更笨的方法。由此我们知道世上的事，尤
其是人类的天性，想要寻出其确切的连带关系，是很不容易
的。人类因为希望做到这一步，于是发明了各种从面部去观察
一个人的特性的方法。

有一种普通的观念，以为美女独具有某种特质，而丑女另
具有某种特性。还有一种普通观念，以为某人的下颌具有某种
形状，则其为人必坚忍刚毅，另具一种形状的人，则必性情懦

弱。这些都是想追求人类的某种连带关系。但是发明这种关系的人，不先去寻求一种证明，立时就定出结论来。这种结论，或许有一点隐约模糊的连带关系，但此种关系，实不足以维持其结论。

在人体的组织上，有许多部分是显然有密切连带关系的。高度和重量便是有连带关系的：一百个高人平均的体重，当然比一百个矮子平均的体重要重些。但是我们却不能根据于一个人的高度，而预知其体重，或量他的重量，而预知其高度。

要测量一个人所穿的袜子的尺寸大小，最普通的方法，是拿袜子的底折好裹住他的拳头，使袜子的脚后跟和脚尖刚刚接头。这样，便得了你袜子应有的尺寸大小。因为一个人拳头的圆周和他脚板的长短，是有准确连带关系的缘故。

但是如果论到平日我们最关切的许多事上，例如聪明的人是如何的，是否他们有音乐的天才，是否他们能在经商上成功，或是否会做机械工程师或社会事业家，都不能由某种标记看出来，因为没有什么特殊标记与这些才能是有密切之连带关系的。这是因为人的组织太复杂，不相同的地方太多，我们必须追根到许多不同的断语。假如世上的事情，都是有准确连带关系，又能寻出哪一件与哪一件是有关系的，那世界上也就比较简单多了。

因此所谓连带关系，是要看其关系的准确程度何如。如果某事与某事并无连带关系，而此两事同时发生时，则其关系是偶然的。譬如自杀与落雨，自杀的人数并不因落雨的大小而增减，不过自杀确是随着气候而变动，当然两者是有一点关系的。并且有些事情的连带关系，是成反比例的，如马的速度和气力。

所可幸者，智慧大概是一种多方面的东西，大凡一个人对于某事的能力好，在其他有些事上大概也能做得很好，不过不是对于一切的事都好。我们有普通的才能，也有特殊的才能。我们对于人类的各种特性，难于追求其连带关系，便是因为这个缘故。

因为上述这种情形，于是引起了人类用科学的方法来研究各种人性的连带关系。我们先测量许多人的各种才能，然后根据于此种材料，考察人类心身方面有哪些事项是有连带关系的。我们考察的人数多，则可以把大概的趋势归纳出来：各人种族的不同，男女的不同，遗传的不同，我们预测一个人的将来，对于各人的祖先及过去行为等，都不可不算在内。

这是一个实际并重要的问题，因为我们对于自己的特长，都是很注意的。我们搜集许多材料，表明将来的成败，与过去的行为是有如何的关系，这样，我们便可引导一般人做他们最适宜的工作。我们考察一个人的才能，便可提议他应当做某种事业，保障他将来的成功。

02 读懂你自己

大概而论，一个人对于自己的印象，比其他一切人对于自己的印象要好些。换句话说，便是你批评别人，比批评自己要严格准确些。

这话是否对，我们可以实验证明。巴纳德大学霍林沃思教授（Prof.Hollingworth of Barnard College）便做了这样一个实验。他叫二十五个女学生，大家都彼此相知很深的，每人把其他二十四位朋友，依照某种特性排列位置的先后，譬如以整洁的特性为例。每人从其他二十四位中间，挑选出她心目中以为最整洁的一位为第一，次整洁者为第二，依次排列下去，同时也把自己排列在内，直排到第二十五号，为最不整洁的。其他如各人的智力、幽默感、自负、美貌、粗鄙、势力性、文雅、社交等，也有同样的实验。

由这个实验，上述那种自满的观念，可以证明了。你批评别人，确实比批评自己来得正确。玛丽对于安娜、白德、可娜、多娜各人的智力、美貌、自负、社交等方面的批评，大概都很恰当，比玛丽对于她自己的美丽、智力、自负、社交等要正确多了。如果我们拿旁人对于自己和朋友的批评来作标准，则自己对于自己所下的批评，是不及自己对于朋友所下的批评可靠。

　　其次，如果我们去察看玛丽对于她自己的相貌、智力、自负、势利性等所下的批评，说一句不大客气的话，她对于自己所下的评语，看去总似乎带一点夸张。在各项特性中，她把自己提得太高了。尤其是她觉得她比她的朋友们要文雅些、幽默些。她对于自己的智力和社交上所下的批评，也是比他人所批评她的要高。同样，玛丽对于自己的粗鄙和势利性，则比别人所替她排列的要低。

　　从玛丽所批评自己的特性上看，她对于哪几项的批评是比较正确些，好像旁人批评的呢？那么，只有她在镜子里所看见的自己是正确的。在镜子里玛丽对于自己的美貌，就没有错误的印象；她在这方面对于自己的批评是恰恰适当，那意思就是说，世上过于夸张自己美丽的女子，和过于嫌恶自己丑恶的，大概差不多的多。但是世间将自己爱雅致的特性标得太高的人，差不多比将自己标得太低的人要多四倍。那是什么缘故呢？因为虽然有眼光的不同，面貌总是具体不变的，是客观的，但是文雅和粗俗是要从体貌和行为上去观察。那么，你对于所喜欢的人，自然容易去夸扬他的长处，忽视他的短处，对于你所不喜欢的人，则你的批评语恰恰相反。美貌之下，便是整洁，这又是可以看得见的，而自负心却不能看见，要从谈吐和行为上去观察出来。

此外，还有一个更有趣的问题。假如你自己在某项特性上是很高的，你对于别人关于这项的批评，比较假如你自己的这项特性低些时，是不是要正确些呢？你的确是如此的。爱雅致的女子，在雅致方面批评别人，是比普通一般女子批评得要好些。聪明的女子对于别人智力方面的批评，也是要正确些。这种实验可说是送给了你一面心理镜子，从镜子里你可以看见你自己，像别人看你一样。从这方面对于自己稍许带一点夸张，是很自然而无害的事；并且这或许可给予你一个生活的标准，以求上进。对于自己太严格太不自信，会使你感觉到自己渺小无用，这样，对于自己个性的表现，是一种阻碍。你可以把自己看得好一点，但是不可太好 —— 然后照着你所立的标准去求上进。

03 / 别人眼中的自己

当你去谋一个职位时，你便会忐忑不安，因为你觉得一切都有赖于初次见面的印象上。假如那个雇主对于你并不是完全不认识的人，或许你还不至于完全在暗中摸索，想象如何去表现你的长处而掩藏你的短处。这样，他对于你还是往常一样，而你可以得一点安慰。要见人本来是专为互相不认识而有的；你当然无须乎要见见你很熟的朋友是如何的人。

假如你已得到这个工作了，经过长久些的认识，你对于他或他对于你的意见，是否有了改变？而此种改变是好的呢，还是坏的呢？不管爱情上的"一见倾心"是否有这回事，但是在职业上"一见而用的人"，的确是很普通而必须的。虽然这两种都是必须经过一种实验的时期，但是开始如果不是两方真正有心，便不会凑合的。

因此，你对于你所熟悉的人的批评成绩的如何，你的朋友对于你的批评比生人对于你的批评好多少；以及你第一次给人的印象和相识较久后给人的印象是怎样；研究起来，都是很有趣的。

克里登教授（Prof. Cleeton）叫二十个男学生和二十个女学生批评他们最亲近的朋友，看他们的智力、裁判力、诚恳、决断力、领袖才干、创作能力、感情行动、交朋友等，是在什么地位。然后将这些被批评者，由完全不认识的校长或雇主由见面而批评他人以上诸点，不过这些校长和雇主是有用人的经验的。

大概说起来，生人所批评的，大家对照之后，都觉得批评的都差不多；朋友所批评的，也是如此。不过这两种人的批评却彼此不相吻合，在朋友方面的批评是要比较好些。所以相交很深后的批评是要比第一次的印象的批评好些。最难批评的便是看人是否诚恳，关于这一点意见多参差不齐，其次便是交朋友的才干。

当然，生人和朋友看人所根据的标准是不同的。生人多半从面貌和举止去批评，而朋友对于这方面已经是很熟悉了，并且一个人在朋友中间举止比较自然而随意些。生人的批评是变更得很快的，所以多有两次或三次的见面比只有一次要好些，尤其是可以看出你的印象是向坏还是向好的方面走。

各种生人的批评，对于某几项要准确些，又各有不同。有些批评者的批评，在某四人之中有三人是很准确的，而别的批评者对于四人中却有三人是批评得不准确的。因此，这种实验也能实验你初次见人，你的评判的能力如何。

女人对于一个人下评语比男人来得快，但是男人虽然考虑得长久些，却能批评得很正确。

此外，还有第三种批评人的方法，是看相的人所常用的，便是看头部的形状，是长瘦的还是壮实的，是秀美的还是丑恶的。应用这样的方法，只是一种猜谜的方法，有时猜对了，有时猜错了。这种头部的形状，与别部合起来看，或许稍有影响，但是单独看起来，是不成功的。依据一个人的行为、表现、神气、礼貌、姿势、谈话、声音，和整个交谈（不仅是零碎的话语）等等而观察人，实较之专看外表面批评人的要可靠得多。

我们对于一个人的印象，其所根据的非常之复杂。因此评判人者，即算是很有眼力的，都难说出他们究竟是根据什么而决定的。即算你是专门批评某一种特性，仍旧是一样的为难。一个大百货公司的管账员如何决定某人可以记账，某人的支票可以兑现呢？以现今世界一切事务的进行而论，我们对付人，总是依靠第一次的印象。因此，我们实在值得研究这种第一次的印象，到底正确到何种程度，并如何能使之更正确些。

04 / 字如其人？

我们很难说：哪一种简便的看人方法是最无价值的。是掌纹相法呢（这是观察一个人手掌上天生的纹路）？还是看笔迹呢（这是观看教师告诉你写字时的方法）？这两种都是非常愚笨幼稚的方法，以致使我们不知应当将哪一种算为第一笨。如果这些办法，把它看作猜谜似的，粗粗地计算，大概地分类，也或许不致酿成很大的错误。

这些看相之流，其所以显出其太幼稚者，实因他们坚持着一切细微的地方都是对的。那些研究笔迹的书，与那些释梦、相手、算命的书都是同流的，专告诉你一些无稽之淡，例如："假如你写字是向上的，便是表示你有志气或自负心，你想求上进；假如你的笔纹是很细的，便表示你是一个天性细腻、感觉敏锐、胆小、害羞的人；假如你写的 M 或 N 是很窄的，便表示你的性情也是很窄狭，退缩怕事的；假如你的字写得粗重，你的 T 字上面的一横总是划得很重，便表示你的性格也是强劲有力量的；假如 T 字上面的一横非常之长，便表示你对于做事是能坚持耐久的；假如你的 O 字和 A 字上面都不合拢，便表示你是一位心襟宽阔而温柔的人，反之，如果都是闭的，你的性情也必是深沉不露的。"这种的推论，如果当作说笑话便可以，如果作为一种学问，则未免太可笑了。

然而世上却有许多人相信这样的相法，以及其他相类的无稽之事。他们似乎觉得很值得，拿着显微镜和测量器具对于这种信仰加以详细的考验。他们好像和来索尼亚或其他内省的乡下人一样，对于无论什么东西，总是说："请给我看看。"为这种虚伪的科学所欺骗的，便是像这样的人。

威斯康辛（Wisconsin）大学的教授荷尔（Hull）、教师蒙哥马利（Montgomery），叫十七位彼此相知很深的医学生，每人依照下列各项性质，评论其他十六位同学：如每人的上进心或自负心如何；害羞心或坚强心如何；坚忍的能力如何；沉毅或慷慨性如何等。然后将每人平均所得的各点计算出来。至于每人写字的笔法，则叫各人都抄一段同样的文章，再将这些字的斜度、线的宽度、笔法的轻重、字的开合等，都很小心地放在放大镜下测量出来，测量到五十分之一英寸那样小。

现在再将每人批评各人的性格分类依次排列，如上进心、害羞、慷慨等，然后将各人的笔迹也依照"笔迹画"所说的，依次分类排列。假如这两种实验能相符合，甚至只大体符合，则可证明笔迹相法确实也还有点道理。譬如说若有两三个人在"慷慨"一项内，排列得很高，同时他们的 A 字和 O 字的上端也是开得很宽的，其他各项，也是能一一符合，这种学术，便可以证明是对的了。但是实际的结果如何呢？两种测验，完全没有相符合的地方。如果将你这些学生的名字写在一些小纸条上，放在帽子内，然后随便抽一条出来，并且说第一个抽出来的名字，必是上进心最强或最害羞的人，这可以和相笔迹的方法一样猜得对；或者你也可以依照人的鞋子或帽子的大小而评定他们的性情，也是一种很好的相人方法。

上面便是用科学方法很麻烦而实验出来的结果。这种证实，对于那些相信笔迹相法的人，是不是有点影响呢？你自己回答吧！不过这个实验的意思，并非表示笔迹是完全无意义，不能表现什么。笔迹也像别的许多事一样，是你一种个人的表现，不过不能维持这些很细微、难捉摸、非科学化的分析。这些错谬观念之所以盛行，是因为你没有仔细去追求其理由时，表面听着似乎觉得很对，或许是因为笔迹画上说得好像非常灵验，并且不知名的学者看了各国君王及无数电影明星的掌纹或书法，而得的推论，然而他并没有做过一点实际的实验。这种相法，如果把它当作一个庙宇里的点缀倒可以，因为没有人真正把它当一回事的。

05 / 照片也是有假象的

有许多以看相为业或稍知相术的人相信他们能根据照片而相人。他们是否对或完全错，实不难断定。

现今一般谋事的人必须要照片，所以照片占很重要的位置。科尔盖特大学的教授罗纳德（Prof.Ronald of Colgate University），对于这种实验是一个专家。他想实验普通一班人评判的程度是如何。他收集了七十张学生的照片，这些学生智力测验的分数，他都知道，而从七十张相片中又选出五张男的和五张女的，这十位学生的智力相差都是很远的，因此他知道他们智力排列的顺序。至于评判员，他请了七十五个学生，此外并由其他各阶级受过不同教育的人，请了三十位，男女都有。他请这些评判员所要做的事，便是察看这十张相片的相貌，依照他们面部所表现的智愚而排列其先后。

结果是很容易算出来的。先将每一个评判员因排列错误扣的分数算出来，然后将大家所扣的分数相加，平均一下，便得出团体的平均错误。这种依照相片评判智力的测验，证明了他们纯粹是瞎猜而已。没有一个人得到完全的分数，多数的人猜错了许多相片，他们平均仅有一两张对的，三四张错得还相近的，其余的错得非常厉害。就是这七十五个学生评判的结果，也不见得比其他三十位各阶级的普通人高明。事实上看去，似乎评判男人的智力，比评判女人的智力容易些，这恐怕是因为男人没有其他的地方来牵制。男女评判能力彼此的高下，也无显著的差别，不过女评判员将四五张女子相片的顺序，排列得太高一点。

如果我们将实验弄得更简单一点，仅仅用两张相片，你只要说哪一张相貌显得聪明些。当然，这样你有百分之五十的希望可以猜中，而结果也恰是如此。你把眼睛闭了猜，也都没有关系，这两张相片，不论都是男的，或都是女的，抑或是一男一女，均无分别。

这种实验的结果，对于那些相信智力以及其他特性，可以从一个人的面部或相片上看出来的人，是很不利的。这个实验的意思，当然不是说，你不能从一张相片上，看出某人任何特点来。大概你是对于一些模糊不清的特性，有一种混合的模糊不清的印象。然而在上智和下愚中间，评判员是多半容易猜中的。

我们要评判的地方，有许多的差别都是非常微小的，这些差别都是在比普通智力稍高或稍低的人中间，这便是使我们很难猜中的原因。而那些相信相术的人，都以为你一切的特性，都可以从你的面部，或你所写的字上观察出来。这两方面之风马牛不相及，实无过于此了。

由表面而观察性情的人，最大的毛病，便是你所盼望的太奢，希望所得的结果能合乎你的推论。还有更大些的毛病，便是他们完全根据意想而瞎猜，毫无科学的方法。

不过现今我们渐渐地根据于那些组合人类性情的复杂元素，用精密的观察，创造一种有系统的学术出来，这种学术总是不能完全无错误的，而研究的结果，也不能用一种绝对肯定的口吻。

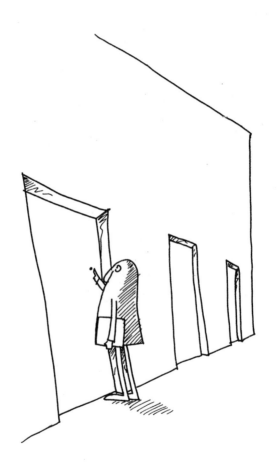

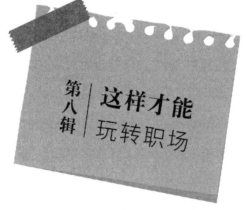

KEEPING MENTALLY FIT:
A GUIDE TO
EVERYDAY *Psychology*

第八辑 | 这样才能
玩转职场

01 / 交际达人与机械工作

如果你去翻看人类职业的统计表，可以看出世上大部分的人是与物做工作，诸如做东西、做手工、驭使机器、做物品等。善于做这类事的谓之好手艺，但是假如太好了便是陷入另一种境地的机械工作。

世上还有一种很神奇的职业，不是搬弄物体，而是搬弄人。教师、经理、书记、商人都是需要与人接洽，使人受影响，招待人的。凡是与人相往来的工作是趋重于社会的。

弗雷德博士（Dr. Freyed）专门研究各种不同的职业需要什么特长和才能。他以某工业大学三十个大四学生作为偏于"机械"类的典型，与一个人寿保险及商科的专科学校里的三十位学生比较，这些商科学校的学生是偏于"社交"一类的。从他们所选的学科上，已显示出他们各自的特性。弗雷德博士的实验，便是看他们有什么不同的地方。

实验的结果，偏"机械"类的学生，对于需要精细观察一类的事情成绩好些，如在一张表上作记号，鉴定一张图纸是否正确，在一个极小的空格内写字。虽则这类的事情像是书记的工作，但学工业的学生总要比学商业的学生做得好些。商业学生对于变更自己的字体、模仿别人的字体，思想上的正确和敏捷、讲故事都比工业学生做得好些，并且个人养成的兴趣也较广，也爱读书些，对于轻松的生活方面要多些。偏于机械的则多思考关于自己的严重事情。

适宜于工作、家庭、社会等生活，实是很重要的，不过这不是专可用实验看出来的。各种工作之中最重要的工作，是要能寻得你最适宜的工作。根本的问题是：关于待人接物和做实在的工作，你是哪方面能做得好些呢？保险公司的经理便是与人交往的职业中之一种。演员当然是属于社交的阶级。政界的人是指挥别人的阶级，如果别人不服从，他们便发脾气。他们也可说是另一种偏于机械方面的人。

劳资双方如能认清彼此人情方面的关系，便能满足工人社交方面的需要。人类虽则有偏于机械的性格，但究竟不是机器。人类的天性比工作要重要些，在工作上我们必须想到人性。

02　脑力劳动与体力劳动

肌肉是脑筋的仆人，是受过适当训练的仆人。大工商业的指导者叫作总经理，虽则他们不过是把事情指挥别人去办理；他们的命令无论怎样有理或重要，但是如果不执行了来，还是毫无用处。一个人可以是一个天才，但是假如他的肌肉完全瘫痪了，他的天才便不会表扬于世。他必定要用肌肉去写、画、雕刻、说话、命令等。最伟大用脑筋的人也和平常人一样，都要看他所做的而评定他。

无论你做什么，你总是用肌肉去做，尤其是用你的手。然而在肌肉工作之先，却总有脑力工作，你的身体和肌肉便谓之体格；然而你的脑筋也有它的体格。你的脑便决定你是最合宜于做哪一种事，而你的肌肉同时也使你可以将那件事能做得最好：珠宝商和钱匠，外科医生和屠夫，都是用他们肌肉工作的，不过不是同类或同形式的肌肉工作而已。珠宝商和外科医生做细而精巧的工作，但不是同类的工作；钱匠和屠夫用大力气做粗重的工作。他们各人的脑力工作也和他们肌肉工作一样不同，而差别更大。外科医生之无能力修理一块旧表正如珠宝商之不会接骨头；屠夫和外科医生相似，便是大家都知道一点关于动物的学识，然而外科医生所晓得的仍是完全不同的一方面。他们各人在肌肉和脑筋合作技能上，大家所受的都是不同的训练。

假如从儿童时代起，珠宝商或屠夫即习为一个外科医生，或许就可成为外科医生，而珠宝商比屠夫可以学得更快。机会之所以使某人成为珠宝商使他人成为钱匠，便是因为前者总是喜爱精细工作，天性造之如此；后者却爱粗笨工作，也是天性使然。训练便发达你天性所有的特长，使之臻于至美。

在每种职业中都有肌肉和脑力的工作。问题便是属于那一方面，并至何程度。在工业上分精巧的工作和不精巧的工作。不专是心灵精巧，也要手工精巧。在游戏上和在工作上是一样的。玩棒球的掷球者把球丢与第三人而捉得敌方的一个人时，你便说他有准确的眼法或精巧的手法；但他何时丢而何时不，也表示他有一个好的头脑、好的判断力。如果他乱丢，那便表示他没有头脑、没有技能。在大的交易场中，你常可看到一种广告，"需要帮手"。但是如果应征者真正只带他们的手去而不带头脑去，雇主便会感觉失望。在有些工作广告应当说，"需要有头脑的人"。许多工作是完全需要脑力的。经理、工头、计划者、工程师等，这些人能够得到他们的位置，便是因为他们能将劳心和劳力的工作连一处。

工作有一定的呆板方式时，用脑的地方便减少了。机器工作是可以用头脑简单的工人的。这种工作对于有些男女感觉得非常满意合宜的。但是也有许多人不以为满意；有些因为觉得这种工作太单调了，有些是因为特别那一种对于他们不合宜。在任何工作上做得好时，在做时便能得到满足而维持生存；但是假如你的工作是特别适合你的脑力和肌肉，你便可以得到一种特别的满足。

许多女人都是以速记、打字、家政等为职业，这是因为这类工作合乎她们的脑力和肌肉。她们喜欢教书，因为她们有一种与小孩亲近的才干。男童喜欢玩机械的玩物。世界上大的复杂的机器，都是青年人转动的。打字机并不是专为妇女工作而发明的，不过趋势如此而已。汽车也如打字机一样成为男人的工具。这两种工作都是要用脑的。

你对于你自己的工作，所消费的脑力和肌肉如何能增加进步，这是很值得研究的。极简单而不用脑的工作是很少的，所以有许多工作，除非你用脑，才能做得好。

03 能够实现的理想才最美丽

最讨小孩喜欢的问题便是：将来你长大成人，你愿意做个什么人呢？"驾驶火车者"或"救火队队长"，多半是他们最喜欢做的人。但是如果你去问将近成年的儿童，因为他们已经感觉有要决定的需要了，因此回答也比较切实些。如果你去问那些已经有职业，但是还跑到职业介绍所去另找新职业的青年人，他们的回答，最显著的一点，便是仅有三分之一的人，能够确定地说出来他们愿做怎样的人。

这里有一百人的回答，大都是对于自己的职业比较有点主张的。他们心中所希望的职业，从野心最大的起，责任重而薪金相当的，普通颇好的，以至于最无须技能的都有。然后又将这些人的智力测验了，于是将每人的智力去比较他所希望的职业。有四十四人所希望的职业，是恰恰与他们的智力相合的；四十一人是相合而有余的，照他们的智力而论，还可以胜任比较他们所希望的更高些的职业；十五人的野心是超过了他们的智力。这些人如能照他们所希望的达到目的，能够对于他们的工作快乐努力的有多少人，因为能力太好或不及而不适宜于工作的有多少人，这是很难说的。不过，这两类不适的人当然是很多。

或许那些智力比工作较高的人，因为缺乏毅力或上进的心思，于是将他们的野心降低。他们恐怕如果干好一点的事，自己的能力不够。因为有这种感觉，便使他们跑到职业介绍所去想换别的工作。那些野心最大占少数的人，大都是以前的尝试失败了，他们把自己的才能看得过高。

如果同样的问题，拿来去问大学生，叫他们回想以前在小学中学时代的野心，以及现在的野心，结果也是差不多。大概也是四十几人能确实知道自己所合宜的职业，并且已经选择一门学识去达到自己的目的。这些人都是平常普通很好的人，其中多数的，都感觉在大学时，对于自己合宜的是什么职业，比在中学时要晓得确定些；在中学时所晓得的，又比小学时要确定些。总之，人的年龄越小，依据自己实际的才能而论，所规定的将来职业越不正确。这时的判定，可说是一种希望，而不是一种理智的判定。

我们常说在少年血气方刚的时代，字典中是无"失败"一词的。然而失败的思想或惧怕似乎存在他们心中。我们很难说，为什么世上有许多智力比野心高的人。那些少数想尝试在他们能力范围以外的职业的人，如果你从各方面招收拢来可以编成一大队失败者和工作不合适者。许多人把自己的志愿限制得很低，是否因为他们觉得要达到更高的目的机会很少呢？

你对于爱默生的劝告"赶着你的车子在星球上走"，觉得怎样呢？你必须使车轮在地球上走，而你的野心是在星球上，青年人在世上所遇到的是两个问题：我所适合的工作是什么？我所希望的是什么？问题便是要以希望去将就适合，因为这便是使生活美满的钥匙。用实验或其他方法，衡量自己的能力，可以说是最好的方法。

04 / 生命中的不完美

虽然普通的规则是身体健康和心理健康并驾齐驱的，可幸的是我们在许多大伟人中，仍可寻出一些是没有好身体的。罗马人的思想是"健强的心灵需要健强的体格"；希腊人也是要身体健强和心理健强平均发展的。他们的英雄——他们的少年林白——便是引起群众运动兴趣的奥林匹克运动会中的豪杰。

伟大的牛顿告诉我们苹果之所以堕落和地球之所以环绕太阳而行，是受着同样的力量所驱使。他又告诉我们太阳光之如何分裂而成虹，和一些其他的发明，然而他刚生出来时却是非常渺小脆弱，差不多可以放在一个"夸脱杯"中，但是后来他在成人的时期中，却是非常健康，一直活到八十五岁。法国的大著作家雨果也是一位生出来很弱的人，人家对于他的生命已经失望了。然而他一生也是很努力工作，而且活到很老。

美国大政治家威伯斯特（Daniel Webster）也是由脆弱婴孩变为强壮的成人。假如这些例子发现于今日，我们便会知道得多些他们在婴孩时代所受的痛苦，以及他们是如何克服他们的缺憾的。

现代心理学发现了一种新的解释方法。假如你有一种缺憾，这种缺憾便好像一种刺激，使你想去克服它。传说当狄摩西尼（Demosthenes）幼时，有一种口讷的毛病，因为他下决心克服，后来便成为全希腊最著名的演说家。拜伦是一个跛足，自己非常怨恨，他为补偿这种缺憾，却成为全英国最著名的游泳家、善骑者和大诗人。还有我们的罗斯福总统跑到西方的旷野，克服了身体上的软弱，成为山野骑马会的参将，做过责任重大的总统，又是非洲著名的猎者。

这种缺憾现在风行的名称叫作自卑的意结（Inferiority Complex）。如果你能设法补偿，便可以走到像狄摩西尼、拜伦、罗斯福一条路上去。如果你因为自己是跛者而不像别人，于是便一生懊恼，心情忧郁，那你的性情便会变为乖僻，前途变为崎岖，末了成为失败者。

心理方面的低能缺憾的痛苦更胜于身体方面的。相貌上的损伤是一种社交上的缺憾而非身体上的缺憾。破相比做跛者更为难受。或是你属于一种低贱种族，或是你是一个被社会偏见蹂躏的人，也可以引起一种自卑的感觉，觉得别人对待不公平，别人另眼偏视，以致影响他的人生目标和快乐，而使他不努力。至于像较次一点的缺憾如口讷之类，影响于人的心理和社交生活也不小。

另外还有一种缺憾，比肉体的软弱更难克服，因为大部分是关于心理方面——神经方面的困难。例如哲学改革家斯宾塞（Herbert Spencer）以著述著名，他一生都是困于疾病中，时常只能工作十五分钟便要休息，然而他还是活到很老。他的许多困难，都是用极好的休养而减去了。伟大的达尔文也是需要小心保养自己的身体，而同时在他自己的工作和他那些有名的儿子的工作中，贡献了世界不少有益事业。贝多芬（Beethoven）也是终身残疾还加上耳聋，以致后来连他自己所创作的音乐都不能听见。德国大哲学家康德有健强的脑力，却只有软弱的身体；德国诗人海涅（Heine），虽然肉体受了酷刑，心灵上却产生了永生的歌曲。

能克服缺憾在一生比较有稍许成功的人中是常有的。至于那些有大成功的人中，我们晓得的更多。不论他们是否能忍受他们的痛苦，去尽力而为，或是他们真能克服他们的缺憾，这些名人应当可以鼓励那些有相似问题的人。

05 起伏皆常态

如果你请人做零工的时候，你便要看他是什么样的人，以及在何时工作。夜晚的睡眠，便是每人日间工作的燃料。不过人之劳心不能像钟一样地工作。人是需要时间去慢慢引起工作的兴趣的。经过稍许时间的工作，疲倦便随之侵入，工作的能力便向下山的一条路上跑去。然后在日午又加一次燃料，精力的气烟渐渐上升，一直达到功效的高峰，随即渐渐增加疲倦，以致一日的工作完毕而疲乏。这便是大多数人普通日常工作的升降表。因此我们应当尽力使每日的工作，适应日常工作的升降表。

这里有一个实验证明关于每日工作升降。从上午八点钟起至下午五点钟止，除开正午，叫许多学生每一小时都受一次实验。他们所受的实验，是比较简单的用脑的工作，而其结果是可以容易计算的：譬如照样答出所念给他们听的数目，默记突然一显的数目字，背诵某种律规，在一堆图画中分辨哪一些是他们以前曾见过的，运用稍许理智填写句子中的空白。工作的进行中，他们的分数是每小时都记下来的。这些实验虽是用脑的工作，但并不需要多少精力便可以得出一个结果，从结果你便可以计算出多少是对了和多少是错了的。

以 100 为标准，从上午八点钟到九点钟的结果，工作效力高到 104.3；十点钟时达到效力的高峰为 106.6，然后在十一点钟时稍许降低为 105.6。但是在下午一点钟，工作在吃饭之后重新起始，这是一天之中效率最低的时候，为 98.7。在两点钟稍许升高为 100.6（和在上午八点钟时差不多）；在三点钟时达到下午工作效力的高峰 105.1；四点钟时就有 104.2；但是在五点钟时却又退落到 100.4 了，这表示你在这个时候工作效力还是很好，但是不及你开始工作时那样新鲜就是了。

正午的时间大半是因为生理方面的关系，因为在吃饭之后，血液都离开脑部而跑到胃里去了。所以动物吃饭之后便要睡觉，而许多人也感觉要如此。饭后工作中便带有睡眠的趋向，直到这种趋向消减，工作的效力才能升高。

你或许会以为在清晨工作可以得到最好效力，并且也有一些人真是如此，但是总需一种渐渐唤起工作的兴趣的练习，这是平日训练别人的人都知道的。你不能开始便立刻能做得很好。工厂以及其他工作应当在午饭后轻轻地做，第一个钟头不希望多出成绩，以后再补充起来。

还有两点可以加上的，便是这个日常工作效力的升降表不一定对于各种工作都是一样的。这种表是专应用于简单和呆板的工作，至于复杂些的工作另有不相同和无规律的表。第二，个人方面也有不同。我们各人工作的形式各不相同。对于有些人，觉得清早是最难工作的时候，他们不能够一起床便很清醒而预备努力工作。儿童大概清早是很有精神的；精神衰弱的人却是清晨最无精神。清晨打呵欠便是使人清醒，如同晚间打呵欠以保持精神一样。

打呵欠是一种很奇怪而不简单的变化，但却是一种很好的预兆，告诉你不适宜于工作而应当休止了。所谓效力最大便是要你能在最适当的时候做出你最好的工作，而且在适当环境之下，计划出一定工作的程序，能使在一天的工作上，将精力用得适宜而舒服。一天八小时工作在工业上是一个合理的制度。但是自然却依据人身机体的运行力而打破此种制度。这里也和其他的事一样，人类的本质，和世界需要应有的训练，不得不彼此折中而有一种妥协的办法。总括一切而论，习惯对于工作亦有一大部分关系——要养成一种机械习惯而能保持下去。神经的组织，是有很大的伸缩性，能够适合于人造的生活。夜间工作者，应学习日间睡觉。有些是被迫不得已而工作，有些是根据时日和季候要赶快完成某项工作。我们不能把人变为机器；将来一切简单的工作有机器负责，而不必顾虑产量是否足够的时候，那么，人的注意力就要集中于品质的优良，而不管产量的多少了。

我们不可在坏的环境之下做一种劣等工作，因为恐怕以后要重做一遍。那些要负责的工作，应当在最好的情形之下，做最优良的工作。创造的工作是颇费精力的，做这种工作的人，只有在精神完美的时候，才能做得好。把这种工作变成机械的动作，是一种精神的浪费。现代的文化强迫我们造成每日工作八小时的习惯。我们要晓得世上有许多重要的工作，不是按时间的多寡而成功的。

06 享受高效的珍贵

假如我们每次在工作时能够做得实在，那么，一天的工作加起来，就很可观了，而且许多人也无须每日做上好几个钟头的工作，工作中最不合算的就是那些脱漏的地方。只要有一点脱漏，就可造成很大的浪费。但是想绝对求全也是不可能的，因为人类是决不会有完全的时候。工作的浪费是不可避免的——现在的问题，就在我们如何去减少浪费。

工作毫不休止并不能消弭浪费。消弭浪费的方法，工作的时间不必过长，而在工作的时候，能真正专心确知毫无浪费。不过，这也是近乎不可能的。我们所能做到的，便是尽我们的能力去裁制那些脱漏的地方。环境不适合时工作十分钟，比环境适合时工作一小时，还要吃力些。游荡一天看上去似乎是耗费时间；但是如果游荡后工作时，能增加工作的效力，休假便是有益的。

人体的组织要算复杂了，而脑筋又是人体中最复杂的一部分。脑筋也是管理情绪的机械，情绪平静，则能工作优良。脑筋对于工作是需要兴趣的 —— 兴趣便是驱使脑筋的机油。如果对于工作不能发生兴趣，则工作不能灵活，时常发生阻碍。最宜工作时的心情，即是对各事都是协调的心情，这种心情的名词，便是快乐。

要工作快乐，必须出乎本心的愿意，不可勉强；也必须能自由行动，无牵无挂。灵活、自由、追求快乐，是生活上不可少的三位一体的元素。自扰、不知足、愤怒都是浪费精神，妨碍工作的。

做不愿意做的事情，不仅不能做得好，并且也是耗费光阴。世上有各种不同不聪明的浪费精力的方法，正如人类的天性各有不同一样。各人应自己找出一种减少浪费的方法，正如各人有各人寻求快乐的方法。对于自己的浪费，每次登记起来，也是一个很好的办法。

要增加一个人工作的成绩，必须设法阻止浪费。烦恼之所以使身体疲倦，便是因为不断地浪费精力，而这种精力在感情上比在工作上要消耗得多些。心理卫生必视乎我们能否减少浪费，而有充分的效率：就是进行得顺遂、满意的感觉，而这又是由于调度得法，心灵的机器运行畅快。你工作的时候，应当扬扬得意，充满了快乐。

如果一件事情是容易做的话，我们便说这是小孩子的游戏。游戏之所以容易而好玩，即是因为我们让精力做自己情愿的事。这是出乎自然的。不过游戏专有热忱也是不行的，还是要加上一点专心，要将全副精神放在游戏上，眼睛望在球上。工作也是如此，除非是完全机械式的工作，便无须乎专心。声音之所以成为极扰乱我们工作的，便是因为我们不能将耳朵关闭起来，我们只能关闭我们的心。我们的心是在某件事上，扰乱便拉扯我们到另一件事上。

注意是专心的一种表记。如果你疲倦时，便难得注意。扰搅是专门扰乱注意力的工具。兴趣有冲突和对抗时，便是一种浪费。这不仅是一种训练可以解救的，心理和生理组织也有关系。

复杂的机器比简单的机器，应当更小心照料些。如果我们用脑的细心工作疲倦了，我们还是可以继续机械工作。在铁路上只许开车头的工程师，每次工作若干时为度，因为假如注意力懈怠时，关系太大了。调换工作也是一种休息。

世上是没有防止浪费的简单方法，你必须要能知道你自己心里的构造，而依照其构造和你所相宜的工作去运行之。

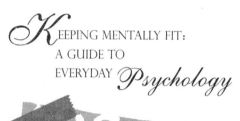

KEEPING MENTALLY FIT:
A GUIDE TO
EVERYDAY *Psychology*

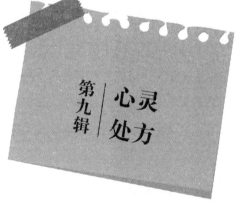

第九辑 ｜ 心灵处方

01 / 别对失败太过严苛

我是一个很幼稚的心理治疗医生。我在一个小城市，在这里没有什么专长于哪一项的医生，大家都是百病皆医的，不过别人晓得我对于心理方面颇有兴趣，所以心理方面有什么毛病的人，大半到我这里来。比较严重一点的，我便要介绍他到附近一个较大的城中的神经系专家那里。不过碰巧近来到我这里来咨询心理毛病的很多，但是我不能看出重要的毛病究竟何在。他们大半是一些失败的青年，他们在校时本来是些好学生，成绩也还不错，但是进入社会便做不好事。他们喜欢学校生活，照常毕业，想进入什么专门职业。但结果他们只是游荡，没有实际处世的能力。别人觉得他们的行径是怪异的。他们的衣裳不整洁，没有充分的志愿。他们或许想结婚，但似乎要等待某女人来捉他，而且他们没有收入可以结婚。他们不晓得自己要干什么事，不知如何去找工作，找了一个工作的时候，除了别人指使之外，不知自动做事，而人人都奇怪何以他们不能上进。然后他们到我这里来问我，但是我也不晓得。像这类的人，究竟是什么毛病呢？

做医生或是心理学家的，对于那些心理组织不好的青年最忌的，就是不可吓倒了他们，说他们有什么很厉害的毛病，说他们是生性如此，没有药救。但是一个医生要解救那些可有办法的（这包括大多数），同时不可不记着有几个少数的人是早年心理停滞了的，正如前面所述的。

像这样的人，医生不仅是莫名其妙，而且觉得要很当心。他晓得（正如许多做社会事业者也晓得），有许多青年男女在幼年时期是常态的，但是达到成年时便停止发展，或是往后退。他们未能发育成熟，不知如何对付工作、责任、婚姻。他们显得一天怪异一天，以致最后只能认定他们只能进步到这个程度，以后便停止，或退后，或完全消沉了。

心理治疗医生对于这种病，有一种专门名词，不过对于普通读者在此不必提出，只要大家晓得有这种事实就够了。但是还有许多别的病态，表面看来与此相同，不过所不同者是如果加以良好的指导，可以仍旧回到正路，在可能范围之内，仍旧可以做一点事业。上述的这些人就是令人不可解的失败者，或是有失败之趋势者。他们需要另一种不同的救世军，使他们回复到常态来。

对于这类人的办法，是要设法回复到原来的状态。有些是因循任其走错路，走得太远了。最好的办法要赶早查出来，导引他们到实际的事务上，户外的兴趣 —— 最重要的是要干事。只要他们能够热心做事，就不论是什么事 —— 无论是做东西，敲打，搜集，或是顶好能够赚一点钱的。他们大半是不能自动向这方面走的。他们不好玩，不热心，不能成为什么"迷"，不能沉溺于某种事物，不能进入生活的游戏。他们的心力是向内长，不是向外长的。他们好梦想、好读书、好沉默，常常害羞，他们的心智是凝结了的。

当然，我们不可完全禁止他们不读书不讨论，但是不可让他们太过分。我们应当把他们的心智转向外来。他们需要独立，能自己维持自己。要叫他们时时观察外物、做事、管理，要修整，要注意外观，要他们晓得这个世界是充满了责任、工作、事务的，而不仅是一种梦想悠闲的世界，要别人来照顾。对于常态的孩子，这些事物自然而然会随着发展的，但是对于他们却不会如此。他们需要特殊的帮助，而且越早越好。

要捉到这样的人，有一部分困难，就是有许多孩子自然的通过了这道难关，而发展得很好。一个人能够找着了自己，能够按步前行，而能得到自己的地位，这是他一生的关键。有许多人非要经过一番改造，才能做到这一步。他们很早就需要扶助，而且是时时的扶助。如果他们不能得到适当的扶助，便会成为一个不可理解的失败者。

02 性别过敏

请你不要宣布我的真姓名，而略略告诉我一点处世为人的方法，好吗？我可以告诉你我的毛病在什么地方。

别人以为我是一个非常古板的人，我自己也觉得与男人交际时，常常感觉得不自然，可是我自己也不明白这是什么缘故。有人告诉我说，这是因为我自己太神经过敏的缘故，因此我现在努力改良，加入了一个游泳社，每星期去游泳两次。我觉得别的女孩子都不像我这样呆笨，我希望我能克服过来。如果有时男人加入游泳时，我感觉我便污染了。我并没有做什么错事，只是感觉得呆笨不自然，或许你有什么建议，可以帮助我解除这种习惯。自从加入游泳社之后，我似乎感觉得我的心思纯洁些，但是这也不能完全有助于我。还有一种毛病，我有一种爱偷看别人的男朋友的习惯，我也情愿能够改除，不愿意给予别人一种坏印象，以为我是一个多疑的人。我猜你一定以为我为这种思想所困，以致脑筋昏乱。老实说，我确实是常常头痛得厉害，这大概是我对于随便什么事都看得太严重了。实在我并不情愿如此。

J. B.

这封很坦白地诉说自己毛病的信，引起了一个很重要的题目，便是性别感觉的过敏。感觉性别过敏的青年人，比感觉神经过敏的青年人还要多。不过这两种很容易打混。从许多人生的目的上说，我们可以自称为人类。其实严格地说来，世界上并无人类，只有男人和女人。

性别过敏的感觉，发生得很早，不过不在婴孩时代，而是在儿童时代。性的感觉，也和诚实和幽默性的感觉一样，是要经过几种不同的时期的。我们叫儿童时代为天真时期，这当然是对的，不过如果谓之无知期，恐怕更切当些。

儿童性别感觉的过敏与男女儿童各个的好恶和能力之不同，都很有关系。社会上的风气也很有影响。男孩的一种最早的发现，便是觉得女孩子是可以被戏弄的，恐怕同时这也是一种女孩对男孩的发现。戏弄是有一种卖弄风情的意味。

我们应当要注意到男女在十几岁时的青春期，是男女儿童心理根本转变时期。虽然现在的青年男女，便是以前的年幼儿童，但是他们嗜好的变迁，却是非常明显。他们的感情脾气，变为深沉，他们的行为举止，也变了风度。男孩之欲亲近女孩，女孩之卖弄风情，已有点显露出来了。

如果带一个十岁的儿童去看电影，表演爱情一幕时，他便会说或心里想："剪掉这幕！"数年之后，这幕却变成他最震惊的一幕了。一个十岁小孩觉得看牛仔在旷野的故事，为得一个姑娘而冒险，是很愚笨的事；但是对于一个十五岁的孩子，便觉得他这种勇敢的行为而得到一个姑娘，乃是应得的酬答。

你渐长大的时候，你对于各方面性的关系，便越觉有趣，而你对于异性的兴趣如何，也变为你心理安适中之很重要的部分。关于这种性的关系，在心理上我们也可以找着两种不同的特性或态度。一种是过于积极的——太热烈、太沉淀、性欲过于发达。一类是惧怕、退避、害羞，没有勇气向异性进攻的能力，在异性的面前，态度不能像在家庭里一样表示自然。大概而论，受性压制和受性害羞的痛苦的人，比受性放纵痛苦的人多些，不过每个人自己总是感觉，自己所受的痛苦比别人厉害些。

恐怕要一个聪明人，才能告诉 J. B. 或其他与 J. B. 同病的人，如何去克服这种愚笨的行为；去告诉 J. B. 如何进行，恐怕也是一种愚笨的人。一个男子对于性的关系，只有男人的感觉，他不觉得别人何以要视为了不得的事。他并不是不晓得女子是觉得男子是有趣的，他也觉得这可以自傲。他觉得这是女人的一种弱点。

J. B. 想努力求自己的态度自然、大方，以尽量利用她这种性的本能，也是不错的。世上有了男人女人，便有趣味多了；使这种男女的关系健全，也是生命活力的一部分。

03 / 强化你的神经

我已经受了几十年的神经衰弱病的痛苦。或许你以为我是受了这个病名的害处，其实这个病名，我还是最近看俾尔德医生（Dr.Beard）的书，才知道的。我晓得从前那种老观念，以为这是身体机能上的毛病，这实在是错误的。现在的解释以为这种病状，乃是因为人格的分散。这便是我所晓得的一切，我既没有精力将这种病状研究下去，我也没有钱可以去看一个神经病专家；我更无自由可以让我自杀。我现在不将我琐屑的历史来烦扰你，不过我可以告诉你几点重要的地方。

我的最大病状——筋疲力尽的感觉，脑力衰弱劳瘁——这些病状都是你知道的。我现在二十五岁，在大学四年级。我本是一个健康、活泼平常的青年，我的家庭并没有神经衰弱的遗传史。我在中学的头几年，非常之会读书。毕业以后，我担任过好些好的工作，但是这时我发生了种种沉闷、疲倦、衰弱等象征，使我对于每件工作都不能好好地干下去。在二十岁时，我入了大学。沉闷、疲倦、脑力衰弱、心神不定等仍旧毫未消除。我以前以为我所患的一种是烟精毒。后来我便到一个医生那里去仔细检验了一下。他说我并没有病，不过要多加休养，因为我的病是属于精神方面的。

我自己觉得我的病是忧郁症。因此，我跑到图书馆里去翻看了关于这个病的书，觉得赛德勒医生（Dr. Sadleir）的话最对，他说诊治忧郁病唯一的方法，便是心灵的职业和时间的磨灭。我于是以读小说和算数学为心灵的职业，但所得的效果非常之小。到现在，我的病已严重到只走五步路便感觉疲倦的程度了，但是我读到希德（Bods Sidis）所说的疲倦的恐惧，我又咬紧牙根特意走长路。不过无论怎样，我的疲劳、脑力衰弱等总不能治好。

像我这样的身体，能够奋斗读完大学（我中间有两学期未读），令我也觉得非常稀奇。我是在我有精神的时候，把学识塞进去的。我很相信，假如我能找到一个终身伴侣，或者可以把我这种病医好。但是我现在的沉闷和疲乏阻止了我的交友幸福和正当的交际。因此，我觉得现在我所能做的，只能让我的病拖延下去，希望能碰运气自己好。

B. E.

一个病人的自状，可以表明他对于这病状是如何看法。在他自己看来，这并非一种病状，不过是他生活上一种可怕的实现。这种极普遍的神经衰弱症，是神经世界里最可怕的。如果你想赶走这种恶魔，必须用白昼的光辉，照耀得很清楚。

这种不幸的人所看到的恶魔，比实际存在的还过分些。他知道要去找书看，但是看得不够，不能有助于他。他从书上所得的见解，错误的和正确的一样多。这样一知半解的学识，去医治自己的精神毛病是非常危险的。

关于神经衰弱症的学识，我们现在所晓得的并不及我们所应当晓得的那样多；但是有几点我们是清楚的。第一，原始的天性。这并不是说你刚生出来，先天便带有神经衰弱的遗传性，而是假如你有这种趋势，便容易得这种病症。有些人的神经系组织非常之强硬，他们可以忍受顶大的困难风波、各种人生的烦恼和悲剧；还有些人则遇着小风，就会跌倒，但是跌倒之后，能够合理的修养，又能恢复原状。

神经衰弱症，如果在年龄上越发现得早，便越表示是原有天性的衰弱症，但是年轻的人总是比较坚强的。有些人到三十岁或四十岁得衰弱症的，那是因为责任太重的缘故。

神经衰弱症顶明显的病状便是疲倦，这是由惧怕和沉闷所致。如果一个人对于疲倦有种异常灵敏的感觉，他无疑的是得了神经衰弱症。恐怕除了患神经衰弱症的人，没有人能知道什么叫作疲倦，因为他们所感觉的，似乎筋疲力尽快要死了一般。这种疲倦或许是他们自己身体内由疲倦所产生的毒物所致。其次明显的便是一种自觉身弱的烦恼，现在之所谓忧郁症。再次还有失眠，及其他各种无名的痛苦。

因此，当这种病厉害时，便有六种明显的病状：疲倦、恐惧、沉闷、自觉有病的烦恼、失眠、痛苦。病痛的时期有时几个星期，几个月，有时甚至几年。还有一种虚伪的神经衰弱症，便是患病者并无一种机体上真正的疲乏，其实这不过是病的深浅的关系。许多神经衰弱症，如果病状不是顶重，又有合理的医治，还是能得到一种有效能的适当的生活。

对于 B. E. 以及其他与 B. E. 同病的人，我们可以贡献他们一点指导。如果你是一个患神经衰弱症的人，你要能自己有一定的主见。对于你去读完大学，当然是一件很困难的事。但是你不可可怜自己，你要想到世上还有许多与你同病的人，或者比你的病状更厉害的人。别人可以不需苦心孤诣，便能得到快乐，你却应当努力奋斗，摒除一切烦恼，去寻求精神安适。你所需要的帮助不是拐杖，你应当不需要拐杖，尽力地向前奔去，随时增长你的距离，不要看一切关于神经错乱的书，只要你自己知道患的是神经毛病，而这种毛病是必须由自己医治就够了。最要紧的是去寻找一个好医生，他能和兄弟一样看待你，能在你需要时帮助你披大衣。让他做你的指导者、哲学家和朋友。

你现在对于你的病所做的事很难说是对的。你的方法只能使病增重。一个患神经衰弱的人，应当有一种比常人较主动的生活态度。你相信如果找得一个终身伴侣可以将你的病治好。完美婚姻确实是有助于一些病人，只要这些病人是值得救济的话。不过你现在没有一点理由，可以叫一个女子牺牲她的一生来安慰你。你应当先证明你值得救济的地方出来。

你的病状是一种不顶厉害的神经衰弱症，需要一种固定有规则的职业，和一种坚持不断的策略去渐渐克服这些病状。打击是免不掉的，但是它们还是会离开，每受一次打击，你可以加强一分管制的力量。其次，你必须找到一个聪明的指导人，督促你往前进行。你对于他必须真正的信仰，照他的方法去做。除非有了很大的进步，切不可任性。

04 我就是我

我被一种身体的缺憾（我以为是的）烦扰了许多年。这种缺憾也影响了我的心灵智力，使我只好丢弃了一种专业，虽则有人告诉我有这种才能。因此，我趁这个机会写信给你，觉得你一定能够发表一点意见（也希望你能帮助我而发表一点意见）。我现在将事实说明如下：我身心的组织方面都是健全的。在中学毕业之后，进了一个法科专校。开始时我书读得很好，一切都很顺遂，但是后来我读了一本关于堂表结婚所生子女的问题的书。因为我自己的父母是堂表结婚，因此，我觉得受了这本书很大的影响，尤其是这位著者表示堂表结婚的后代，大多数是身或心方面有缺欠的。

自从读这本书之后，我便完全变了一个人。堂表结婚的后代不健全的思想，似乎牢固在我心中。我时刻都不忘掉这本书里所说的话。不久之后，我听了一位精神病学家讲论关于有心灵缺憾的人。在他演讲中，他说人类手的形状是与心有关的。大概我是比较神经过敏，我察看了我手的形状，觉得似乎太小。因为我身长五尺七寸，重一百八十磅，肩膀也十分宽大，而手却像一个小女孩子的。朋友们也常提到我这种身体上的不相称。间常我也能忘掉这一切无谓的思想，努力干着我日常的工作，而得到很好的效果，不过当我想到别的事上时，尤其是我的手，我消失了一切兴趣，感觉得我是平凡。我相信你一定能抽暇读这封信，并表示你的意见，则我感激不尽了。

H. I. W.

由这封信的文辞可以看出这位写信人的才能，然而从他的才能方面也可以解释他情感方面的毛病。自贱的感觉有时可以遮盖一种自高的感觉。这种阻碍力很大，因为他有一点觉得自己缺欠，便感觉得非常不安。

像 II. I. W. 这样情形的，改正倒是容易而简单。他对于自贱的感觉太过于神经过敏了。假如他不是这样，他一定不会因读关于讲堂表亲结婚的后代的书，便要怕到这种地步。近亲结婚固然可以产生弱种，但也可以产生强种。许多父母是表亲的人之中，只有少数的人，因为自贱感觉过敏的缘故，才会受堂表亲结婚后代衰弱的论调的影响。

至于手小，情形又不同，这是不可否认的事实，但是我们可以不必时时记挂着它，这是因为自觉过敏所致。我们都希望在礼貌上像常人，虽然不能超过常人之上，至少是和他们不相上下。每个人都希望成一个发育完全的人，女人生成是小手的，男人带有女人的特性，当然是使人不舒服。他所以感觉不安，一部分是因此之故。有许多青年人，其实并不十分勇敢的，谩骂、喝酒、矜夸他们一些冒险的行为，表示他们是如何的老经世故——毫无一点儿女柔情！这些行为其实便是遮掩他们一部分弱点，因为他们并不能依照他们所说的去做。他是想由夸张而把自己抬高。他们似乎觉得把自己看得高贵时，便使别人视为渺小了。

一个人的手小是一件小事情，手小了不会阻止人做大事，不会阻止人用脑力。假如是别人对于这件事或许不会十分关心，以为是很自然的事。艺术家韦斯勒（Whistler）有一种自傲的性格。他的黑发中有一束是白发，他反而以此认为他是特别的人物。如果是一个自贱的人有了这种白发，便会觉得与别人不同，会把白发染黑起来。小手并不是一种残疾，即算是身体上有残疾的地方，也不会妨碍个性的正当发展。

世界上虽然是有许多真正的自贱，而且难于诊治的。实际看来，似乎无谓的自贱感觉引起无益的烦恼还要多些。像现在所说的这种病状，唯一有效的医治方法，便是"忘掉它"！

05　家庭心理学

我非常喜欢读你的杂志，好久之前我就希望你能指导我。我现在二十八岁，在一九一九年我十九岁的时候结了婚，那时妇女中玩纸牌和吸烟的还很少。我有两个女儿，我也很满意我的家庭。最近我们从城市里搬到郊外去住，但是我发觉了这些郊外的人，完全与我气味不相投。当我自己不能与这种新环境同化，而又看见我的丈夫非常能与他们合得来，能照着他们的方法行事，我便决心写信给你求你的帮助。有时我觉得恐怕我离开家里，还可以快乐一点，因为我在这种环境之下，非常沉闷。我也喜欢请朋友吃饭、听音乐、看戏、看电影等，但是不喜欢爵士音乐和纸牌。我对于无论什么事情的记忆力都非常好，但是不会记纸牌。因为我不能玩这些东西，所以我不能和这些人混在一处。对于我的女儿看讲医药方面的事，我都爱做

（我会经常请过乳娘带他们——但是祖父母待她太严厉）——
到现在我也感觉得和他们合不来了。

E. G.

　　许多信都是提起了这个问题：心理学家是否有助于解决家
庭的纠纷，这封便是其中之一。教会和国家对于这种家庭问题
是负了一部分责任的，他们将男女结合成夫妻，不能快乐地同
居，他们又规定了在如何情形之下及何时夫妻可以分离。

　　但是一个人如何与另一个人不相合，是一种极端个人的问
题，没有那一种片面的法律可以给以一种完满的解决。我们虽
然有家事纠纷法庭和教会来解释劝导家庭间的冲突，然而各人
的嗜好、脾气、思想、习惯之不同，无论是心理学、社会学
或其他所谓"学"，所定的公式律法，都难为他们解决。

　　的确，现代的心理学，不但发觉了人生的冲突是仅在神
经系统内起毛病，并且这种冲突也是人生成功的途径上的障碍
物。一个人在冲突环境之下，生活当然不能快乐美满，冲突是
包括各种不相容的情形，自压迫恐怖以至于反抗背叛，其中还
有种种的不融洽、不相合，以及两人之间渐渐冷漠分离。

　　现在没有一种科学可以为婚姻定出一种规律和公式，或是
伴侣式的，或是"至死不分离"，能够使两人自始至于相融
洽。心理学家顶好不要以为自己对于爱情的冲突，有什么确实

可主张的办法，或是有什么方式可以苏醒已死的情绪，或是能够回避家庭关系的种种危险。

虽则我们这样小心的理由很充足而显明，不过其中最大的理由，是只有对于发生问题的家庭详细状况熟悉的人，才能提出适当的解决办法。如果不然，则冒险来主张的人好像一个政治家，自己相信在某次大会时讲了一篇很好的演说，然后他问一个"朋友会"的朋友对于他的演讲觉得怎样，那个朋友回答说："是的，朋友，你的演讲很好，但是比你聪明的人会讲得更好，如果更聪明的人就会不肯开口讲了。"

大半的家庭问题，都是如此。像上述的这个问题，不论其结果如何不幸，而其冲突的范围实在是很有限的。我们对于夫妻二人，不能给他们一个指南针或是地图，便可使他们在茫茫的大海中，安然前进。多用智慧，并互相忍耐，是老生常谈，不过现在还没有发明更好的工具。我们不能希望心理学有万能的指导，能够解决家庭的一切困难问题。常识、好的判断力、智慧，以及人类彼此往来关系中种种适当的应付，都是维持良好家庭关系所不可少的。在个人或夫妻关系的种种困难问题中，古谚所谓"自知"（Know Thyself）现在可扩为"自思"（Avise Thyself）。

06 / 下意识与习惯

我记得在某书上看见过一句话（大概是 Stanley Hall 的著作中），说是我们在冬天可以学游泳，夏天可以学滑冰。我们的习惯，是在平时未用的时候学来的。所以到冬天的时候，我们不会忘记是如何滑冰的。但是我不知这种原则，究竟对到如何程度？我是一个私立幼儿园的园长。如果我长期不断地训练儿童，直到正当的习惯养成了，我不知这种培养习惯的方法，是否可得到最好的效果。这种长期的训练，是否可使习惯栽培在下意识里呢？这问题的真理究竟怎样呢？我们是否可以由下意识学习呢？

一个办幼儿园者

这是一个范围颇大的问题。所谓下意识并不是什么神秘的东西。我们并不是有两个心——一个有意识的心，一个下意识的心——正如有些心理学家的理论。不过我们心的组织，一部分的知识是由故意有意识而来的，一部分是由下意识不知不觉而来的。这两者之中没有严格的界限，人的行为有些是属于此，有些是属于彼。

这问题的实际方面，是怎样利用这种关系来培养我们的习惯。稳当一点说：无论什么东西，总是要经过一点努力才能学得的。自然不会让我们以无易有。没有人可以希望某天早晨起来忽然会弹小提琴，或是缝衣，或是开汽车，或是打字。有些人以为如果在学生半睡半醒的状态教他们一些知识，他们便会把知识存留在下意识里。这实在是一种妄想。

实在的情形，是有时我们太费力，太不值得了。有时你想一个名字，总是记不起来，而你不去记的时候，却忽然记起来。这是因为脑筋需要休息，你一晚想不起的东西，第二天早晨却毫不费力忽然想出来了。但这必是年纪很大的人，有过许多经验而心智组织很复杂的。

至于儿童，一切都是很简单的。他们培养习惯的原则，最好是经过学习。我们还不能切实证明，知识是可以灌注在下意识里面的。不过我们晓得在儿童精神充足的状态，经过稍许的努力来练习，比较他们在疲倦厌倦的状态之下，不断地努力练习，效果还要好些。

努力继续不断的时候，有一种成效渐减性的定律。同时对于遗忘方面，也有一种遗忘渐减性的定律。在学习后接着最初的几分钟和几小时，遗忘得最多，自此以后，则一天或一星期都没有什么分别了。

上述关于滑冰或游泳的事实，是因为你以为不用而会遗忘的预算得太过度了。一年之后，与一月之后，你所遗忘的没有什么大区别。但是一年的时期比一个月要长多了，于是你误以为你获得了什么东西，好像存在下意识的银行里所得的利息一样。实在的情形，是长期的不用，并没有遗失你所想象的那么多。

第二点是指导儿童努力的技术也有关。儿童的情绪是非常敏锐，容易因失败而灰心或不知所措。教小孩子像西部牛仔抛绳子，有两点重要的地方，这两点也是可以说绳子是很吸引人的，抛会了很好玩。但是把衣服脱下折好是一种不适当的开始，所以必须养成一种不同的习惯。你必须引起他们的兴趣，使他们乐于开始。

我晓得这位办幼儿园者心中的意思，是指着另一种不同的比较关于个人的习惯，如使孩子们服从，按时做应做的事等。但是要养成这种习惯，必定是遭儿童反抗的，而反抗是养成习惯最大的阻碍。如果不遭反抗，而得着他们的赞同，则结果必很顺利。做教师的艺术，是要能回避学生的对抗。

反抗是产生于其他的习惯，天生的好恶，以及自主的欲望。所以无论做何事最容易、最自然、最满意的方法，是要能养成的习惯，进行顺利，而达到此种目的是要一种比较能合乎心意的习惯。有些教小提琴的，最初一定要指正放琴的地方，以及拉弦的姿势；另有些教师则只要近乎正当的姿势，等到琴学得有味些再渐渐地改正。大半的学生，用渐次改正的方法，似乎成效要好些。学习就是重新不断地学习，培养习惯也不能例外。

07 / 社交中的胆怯

我是一个十九岁的女速记员。我长得很好看，很聪明，工作做得非常之好。凡与我接近的人都喜欢我，不过我有一件我自己不明白的事，一件很烦恼的事，如果我得不着帮助，将来一定有很不好的结果。以下所说的便是：

无论什么时候，遇见了一个我所熟悉的人，不过好久没有会过面了，在第一次相会的时候，我似乎为自己的神经所镇服，心里好像刺着，使我不知应当对他说什么话，常常所说的都是一些不适当的话，然而同时我却不知如何是好。不过我和人谈过几分钟之后，便可以完全恢复常态，甚至还可以和人开玩笑，但是在开始的几分钟却是非常窘迫。而且这种窘迫还从身体上表现出来，面部发生战栗（尤其是当我笑的时候），心里有一种退落的感觉。不过这种状况，不是对无论什么都发生。有时候当别人介绍我见一个生人或我自己去见一个生人时，我觉得很自然，但另有些时则这种窘迫露到表面上来。我觉得我对于某种人的这种反应尤其容易。譬如我对于我的上司，便是常常感觉胆怯气馁的，假如他和我谈论意外发生的事情，或关于公事，我便会感觉心内沉落，面部战栗。因为这个缘故，我不喜去拜访朋友，而且常常惧怕这种窘迫表现到面部来，使别人奇怪。这种窘迫使我变为非常胆小。

我在近两年中，因为这个缘故，痛苦非常。我常常和自己斗争，警告自己设法自禁，假如我再像这样做，我便不知我应当如何了。但是这都没有用处，这种窘迫完全不受我的管束，我自己实在无能禁止。我曾跑到医生那里去检验过，但是他们都说，没有别的毛病，不过是神经的组织感觉过敏而已。不过无论神经的组织如何，我是总想能得到一种诊救的办法。我不能懂得这是什么缘故，我常常似乎是在一种云雾之下过生活，有这种毛病在心里，我不能够快乐。我想你或许会说这是一种遗传的自贱的意结，不过我不懂为什么我家中只有我一人是如此。不过无论这是什么毛病，这总是使我感觉精神痛苦的。有什么我可以做得到的，解救这种精神痛苦的方法呢？这种毛病是什么意义呢？我能有诊救吗？还是要终身感受这种痛苦呢？我实在是烦恼得很，假使你有方法可以诊救我时，我真不知如何感激你。

一个烦恼者

这封信可以代表许多有同样病征，但是不能或是无胆量发表出来的人。烦恼的人很多，这位写信者只是属于这大群中之一类——所谓"社交胆怯者"——这类在社交中以及社会之外是很多的。

我在前几章好几处说过，一切神经衰弱的人，都可以归于神经衰弱症和歇斯底里（Hysteria）两大类。前者含有惧怕的成分，后者含有发怒的成分。那便是说，惧怕是前者最重要的因素，发怒是后者最重要的因素。后来两种因素混淆，以致有些病状之中，两种特性都有。依另一种关系说，他们可以分为退避者与急进者。烦恼的人是属于退避者。

社交胆小便是退避者的一种自然反应，在青年初次社交的时候，这便是一种很显明的病征。退避者也和普通人一样，希望能给人一种好的印象，但是因为惧怕的情绪所主持，以致不能办到。因此，当遇着不可避免的社交时，在起始的几分钟，便感觉一种进退两难，不知所措的痛苦。有些人的痛苦，有时便从面部表现出来，如喉部的战栗，面部肌肉的抽颤，心情沉落的感觉，红脸、怪样、假笑、出冷汗等。一种情绪的感觉可以引起肌肉、血液、内分泌等发生变化。

这一切的病状，因为无大关系，都可以不说。我们每个人都有弱点，而神经不定把它表现出来。在一个位置比自己较高的人，或是一个重要人物的面前，我们尤其容易胆怯失措。我听说有一个少年人，在别的事上非常勇敢，在英国皇太子面前却被吓昏了。退避者总是把事情挂念在心，以致他这种心情不安定渐渐养成了一种自贱的意结。"烦恼者"把自己的病情看得非常严重，其实她不过是一种普通的社交胆怯。她把她的不安迫成一种悲剧。

世上有许多人的病情与她一样，有许多还比她厉害。她还只仅仅惧怕拜访别人，我晓得有一个人只要室内有三四个生人，她便不敢进去；到戏院里去时，只敢在星期三白天里，坐在近太平门不甚拥挤的一角上。还有一个人，非要单独一人的时候，才能工作。

患社交胆怯的人是不易矫正的，然而却容易去鼓励他们。不过你还是要告诉他们，这是要靠自己的力量求解救。他们并非真正的胆怯者。他们常常能对付很严重的事。我晓得有一个患这种毛病最厉害的青年，在欧战时，非常会打仗，但是解甲归来之后，做了一个教师，因为怕见学生，只好不干了。对付枪炮不是一种社会环境，所以比做教师还容易。

"烦恼者"在社交胆怯者中还算较好的，因为她能用信表白出来。她并没有夸张，也并没有形容过分，虽则"痛苦""地狱"等都是强烈的形容句。她所表现的这些特征都是真确的，而她的悲哀也是真的，因为一方面她能够而且很想做一个比较大胆的人，但是一方面却阻碍不能实现，以致两方冲突。她感觉她不能与常人为伍，然而她知道，假使她神经所致的胆怯失措能够打破，她也是和常人一样的。

当然，这些病是可以除去的，不过不是一时都能除去，至少要在几次努力之后，才能解除。她对于环境应当每次加劲地泰然置之，态度安闲，然后她这种胆怯的表现，只是在常态的生活中，很少发生。但是这一切都需要奋斗，而且常常是一种阻力很大的奋斗，患社交胆怯的人，对于旁人视为毫不费力的事，他们却须鼓着很大的勇气才能做到。

08 / 心理健康

许久以前，我曾去检验了一切体格，但是医生说我身体上并无疾病或缺憾，不过是神经组织感觉过敏而已。偶尔有一种紧张的痛苦，全脑也有一种混乱迟钝的感觉，使我不能有注意力去对付工作和日常事务。因为我要医治以上的病状，便到一个骨科医生那里受诊治，现在紧张的感觉虽然医治好了，但是在后脑又发生了一个新的疼痛。

我现在想请你为我介绍一位头盖骨专家，问问他我现在的这种医治法是否有益，因为我自己实在不大满意他们的治法。常常在一种病状好了之后，别的病状又出来了。

O. W. S.

你相信一种胃部的神经过敏是想象而来的吗？因为我经过了一次极详细的身体检验，并无身体的疾病，不过我对胃部不断的战栗感觉，非常感觉痛苦，使我的心灵也变为软弱。我一个人单独的时候，总是莫名的恐惧，但是如果有人做伴便不觉得怎样，我相信这种恐惧当然是由胃部的神经过敏发生的。

W. N.

我是一个二十七岁的少妇。我在儿童时代是很可怜的，因为我父母为着生活的压迫，很少能留心看护我，从性情上说，他们还不适合于教养小孩。

我中学毕业时的成绩，是得到襃荣的，还得了一笔奖学金，进过两年大学。我相信我近年来得了一种所谓自卑的意结的毛病，因为我总是不快乐，又不能交到一个合意的朋友。

我近来时常容易感受伤风，加之在几年前我曾经从电车上跌下来一次（我相信这两者便是起病的原因），以致神经过敏，变为有精神不适的人。我这种病已经发生了九年，问过多医生。现在我种着某种细菌，为的是要解除肠胃中毒的疾病。

我还患着歇斯底里，虽则已经经过精神病专家的查验，但是无多少帮助。我眼内的肌肉也有毛病，加之我的眼睛非常近视而散光。我相信这恐怕也是使我起病的原因。有人劝我将眼肉的肌肉开刀，有些人说不可开刀，所以我不知应当听那一方面的话。我感觉家庭环境是我致病的最大原因，因为我有一个很怪僻的父亲。

B. A.

神经过敏是由想象而来的吗？我的回答便是，假如你心理上已有疾病，这种疾病便会在你身体最弱的部分进攻。大概你是有消化不良的毛病，所以便成了胃部的神经过敏。假如你有脑筋痛的趋势，你便真的有一种紧张的感觉，假如一个骨科医生给你治好了（或者是你觉得他治好的），但是别的地方又发生了疼痛，于是你又想去问一个头盖骨专家，因为"常常在一种病状好了之后，又发生别的病状和疼痛"。

这一切的办法，实在是很蠢的，因为这样使一切疾病都集中在心灵上。既然有许多人对于自己的疾病，有这种错误的观念，则许多医生可以利用病人的这种弱点，大收其余利。

第三封信所说的精神病状，又与前两封不同。既然我们知道有许多精神上的冲突，如家庭冲突、自卑的意结、受震惊、失望等，都与身体的疾病有关。而同时有一些身体上的疾病，如流行性感冒、从电车上跌下来、肠胃的疾病、近视眼等，将两方面凑合起来，便成为一个很可怜的故事了。这一切肉体的不幸，当然都是能加重身体的疾病的。不过疾病真正重要的来源，却都不是在此，而是一种感觉以为心灵有病的趋势。用理智的头脑去看待自己的疾病便是得到精神安适最好的方法。

从前这种病被称为忧郁症，这是一个可怕的病名，而法国人称之为想象病，其实这是不对的，实际上这种病便是对于健康的一种错误观念，精神卫生便是要领导人民对于健康有一种正当的态度。上面信中所说的什么"胃部战栗的感觉"，"头部混乱迟钝的感觉"，"自卑的意结"，"怪僻的父亲"，等等，都要从脑筋里赶出去。

虽然这些病状不能完全除去，但总应当驱除到相当程度，而以正当的健康观念去补缺。良好的医药治疗，也是有益的，如果时时惊动医生，便会有损有益。一个聪明的医生（不论他自己是如何称呼自己），必是用各种方法引导病人对于自己的疾病，有一种正当的观念。他先是要消除他们心理方面的疾病。

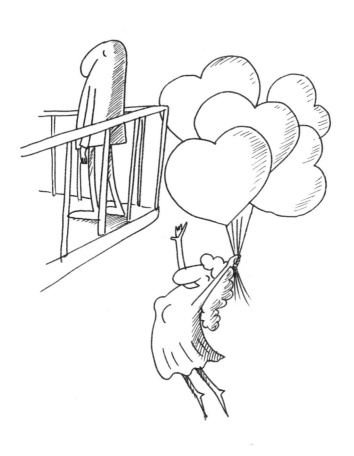